A DIETA QUE *sempre* FUNCIONA

DR. ALFREDO HALPERN

A DIETA QUE sempre FUNCIONA

Coma e emagreça com a tabela de pontos

AGIR

Editora Nova Fronteira Participações S.A.
Rua Nova Jerusalém, 345 – Bonsucesso – 21042-235
Rio de Janeiro – RJ – Brasil
Tel.: (21) 3882-8200 – Fax: (21) 3882-8212/8313

CIP-BRASIL. CATALOGAÇÃO NA FONTE
SINDICATO NACIONAL DOS EDITORES DE LIVROS, RJ

H184d

Halpern, Alfredo, 1941-
A dieta que sempre funciona : coma e emagreça com a tabela de pontos / Alfredo Halpern. - Rio de Janeiro : Agir, 2013.

ISBN 978-85-220-1475-0

1. Emagrecimento. 2. Hábitos alimentares. 3. Hábitos de saúde. 4. Qualidade de vida. I. Título.

CDD: 613.25
CDU: 613.24

Introdução

Ninguém tem excesso de peso porque quer!

Uma série de fatores faz com que muitas (e cada vez mais) pessoas acumulem gordura. E isso com certeza não se deve a uma possível falha de caráter, indecência, preguiça ou falta de vergonha na cara — defeitos atribuídos aos gordinhos pelos outros e, com muita frequência, por eles próprios.

A verdade é que, quanto mais estudamos o problema da obesidade, mais nos convencemos de que ele é muito complexo e deve ser mais bem-entendido, para que possamos tratar convenientemente as pessoas por ele afetadas.

Neste nosso livro, pretendemos ajudar a quem nos lê por meio da análise do problema de excesso de peso de três personagens, cada uma com suas características particulares.

Sem sombra de dúvida, a obesidade se agrega em famílias, como já percebemos desde o início da história: o pai das três personagens era obeso, e tudo leva a crer que morreu cedo devido ao péssimo estilo de vida que tinha. Curiosamente, as trajetórias das três irmãs — Rebeca, Maria e Antônia — são diferentes, embora todas lutem contra o excesso de gordura.

Rebeca, médica, começou a ganhar peso na época em que prestou vestibular para medicina — o que não é incomum, pois essa é uma fase da vida em que se juntam estresse, sedentarismo e alimentação desbalanceada e de baixa qualidade. Para piorar, ao se formar, ela optou pela especialização em ginecologia e obstetrícia, cujas exigências levam a uma vida irregular, com um ritmo totalmente distorcido — muitas vezes passava a noite acordada (e isso também faz engordar!), alimentando-se em geral com alimentos pouco saudáveis, enquanto o estresse e o sedentarismo persistiam!

Consequências: ganho de peso e o famoso "efeito ioiô", com tentativas desesperadas para emagrecer, inevitavelmente seguidas por um reganho de peso. E, a cada reganho, uma grande frustração.

Pior ainda é que mesmo sendo médica Rebeca apela para as soluções "mágicas" de emagrecimento, no geral destituídas de comprovação científica e frequentemente apontadas como causadoras de problemas de saúde.

Rebeca também vinha tentando uma dieta muito pobre em carboidratos (ainda muito popular), com suas consequências óbvias: fraqueza e tontura acentuadas, mau humor e finalmente o abandono abrupto da dieta, em um típico episódio compulsivo, com a ingestão exagerada de alimentos ricos em carboidratos.

Resultado: nova frustração!

Enquanto Rebeca, a mais nova das irmãs, é solteira e sem filhos, sua irmã Maria tem três, que, embora sejam muito amados por ela, lhe dão muito trabalho e também muito estresse.

Maria é a típica mulher que optou por exercer a profissão de dona de casa, com todas as alegrias, mas também com todas as preocupações dela decorrentes. Ela ganhou peso nas gestações — como ocorre com tantas outras mulheres — e não conseguiu recuperar a antiga forma depois.

Como costuma acontecer nesses casos, sua autoestima foi por água abaixo, assim como o relacionamento com o marido, que passou a lhe cobrar tudo, inclusive o fato de ter se desleixado em relação ao corpo.

Em suma, Maria assumiu o posto de dona de casa e de mãe e deixou de lado sua porção mulher. E resolveu compensar suas frustrações e sua baixa autoestima com algo que ao menos lhe dá prazer: a comida. Infelizmente, o prazer de comer tem como consequência o desprazer de engordar...

Já Antônia, a irmã mais velha, é uma executiva bem-sucedida, divorciada e mãe de um filho. É do tipo controladora, perfeccionista, supertrabalhadora. Mas com uma carência afetiva enorme!

E como se essa rotina tão agitada e estressante não fosse o bastante (o estresse, como se vê, é parte integrante das três histórias), ela também se alimenta de maneira nada saudável, bebe mais do que deve e, assim como Rebeca, fez várias tentativas inúteis — e quase sempre descabidas — de emagrecer.

Consequências: ganho de peso, vergonha do corpo, desânimo, entre outras.

Essas são as trajetórias de três irmãs com tendência à obesidade, compartilhando um objetivo comum: emagrecer e manter a nova forma. Para elas — e para boa parte das pessoas com excesso de peso —, é possível atingir esse propósito. É básico, porém, que fique bem-entendido que esse não é um processo fácil; que tentativas com dietas esdrúxulas não funcionam; que é necessário saber que o controle sobre o que se come é fundamental, mas que é possível ter um peso razoável comendo de tudo e com prazer.

E é essa a intenção deste livro!

Rebeca acordou com o odioso barulho do despertador e adiou o alarme — que sempre a fazia pular da cama por mais parecer uma tribo de índios tocando algum instrumento dentro de seu quarto — em cinco minutos. "Só mais cinco minutos", pensou. Fechou os olhos satisfeita, mas um outro barulho a incomodava — era o ronco do seu estômago. Já estava familiarizada com ele, mas desta vez sentia que era diferente — mais parecia um trator desgovernado numa obra em praça pública.

Começara a dieta na segunda-feira, como a maioria das pessoas que conhecia, e já havia batido seu recorde: era quinta-feira e ainda persistia. Sentiu-se vitoriosa, como um atleta que passa anos sem ganhar uma medalha e consegue um bronze na prova mais difícil e disputada da olimpíada.

Pegou o celular para checar o Facebook e atualizou seu status:

Status

Persistência é a chave do sucesso.

Ajeitou os cabelos, procurou os óculos na mesa de cabeceira e se levantou. Percebeu que a haste estava quebrada, mas não tinha com o que se preocupar. Ficaria magra. Quatro dias de dieta eram uma verdadeira vitória. Seria magra como Victoria Beckham, e os óculos até que ficariam charmosos.

Não conseguiu chegar até o banheiro — uma tontura a fez se apoiar na parede do corredor. Respirou fundo e conseguiu continuar. Sentia sua barriga oca, como se não comesse há semanas.

O telefone tocou. Com algum esforço, conseguiu alcançá-lo.

— Bom dia, Rebeca!

Do outro lado da linha ouviu a voz de Helena, sua colega de trabalho. Tentou entender o porquê de a loura com voz demoníaca ligar para ela logo cedo, mas não conseguia raciocinar. Era cedo demais e estava há quatro dias com sérias restrições alimentares.

Rebeca deu uma olhada rápida no espelho e não gostou do que viu.

— Oi, Helena. Tudo bem? — E suspirou, analisando cada grama de gordura contornando seu corpo.

— Já está na hora de irmos caminhar. Lembra que combinamos de andar no parque antes do trabalho? Vi que você já tinha acordado porque postou no Facebook...

Rebeca pensou por alguns segundos. Estava fazendo uma dieta sem carboidratos, mal conseguia chegar ao banheiro. Como iria caminhar no parque?

— Eu não sei, Helena... Surgiu um imprevisto aqui, mais tarde a gente se fala.

E desligou depressa, arrependida por ter combinado aquele passeio com a colega. "A maldita quer me fazer acreditar que é magra porque faz exercícios. Faz-me rir." Seu humor, que já não era grande coisa, parecia ter piorado com a tal dieta. Não que Helena fosse sua melhor amiga, mas ela sempre dava uma força quando Rebeca tentava emagrecer. Rebeca até sabia disso, mas tinha certo despeito por conta da cintura fina e do corpinho de Barbie que Helena ostentava *como se tivesse nascido assim*.

Saiu do banheiro envergonhada, afinal, seria até bom queimar umas calorias no parque, mesmo que todos fossem olhar para ela com pena. Mas pensou melhor: "A pelanca nunca deve se misturar com a picanha." Sabia que andar com Helena naquela manhã seria um suicídio para a sua autoestima. "Volto para casa e corto os pulsos." Seu humor estava ácido.

Na verdade, sentia-se sem forças. Chegou até a geladeira e teve uma crise de choro quando a abriu. Não conseguiria passar a manhã com uma fatia de ricota. Abriu o armário, tentou achar um biscoito ou algo que pelo menos evitasse a sensação de desmaio, mas não encontrava um mísero carboidrato.

— Maldita hora em que resolvi fazer essa dieta e jogar tudo fora — praguejou.

Enquanto isso, seu celular apitava denunciando as pessoas *curtindo* sua atualização de status no Facebook sobre a tal "persistência".

Decidida, pegou a bolsa ciente de que iria cometer o maior dos crimes numa dieta sem carboidratos: entrar numa padaria.

No caminho, foi pensando naquele croissant quentinho, com a manteiga derretendo, e quase bateu o carro. As tentações vinham como naqueles filmes em que as pessoas se perdem no deserto e veem miragens de poças de água. "Preciso me controlar", foi seu pensamento mais elaborado naquela manhã.

Entrou na padaria, mas não conseguiu encarar o padeiro. Sentia-se como se todos ali soubessem o que estava fazendo contra si mesma. Depois de quatro dias comendo bife, salada, sem ingerir nem um mísero biscoito de água e sal, pretendia encerrar a dieta. Convencida de que aquele quase desmaio havia sido um sinal, deu o veredicto:

— Dois croissants de presunto e queijo, por favor. — E, antes que o atendente se virasse, acrescentou: — E trezentos gramas de pão de queijo.

Sentiu-se constrangida, mas foi em frente. Alguém por acaso tinha alguma coisa a ver com sua vida? "Ninguém paga as minhas contas", pensou.

Ao receber os dois pacotes, uma felicidade a inundou. Tinha tanto prazer em tocar aqueles pães de queijo quentinhos que só não ficava olhando para eles porque sua fome era implacável.

Entrou no carro, fechou a porta — como se evitasse que alguém pudesse vê-la cometendo aquele pecado — e comeu os croissants e os pães de queijo em menos de um minuto. Satisfeita, sentiu uma onda de bem-estar.

— Deus inventou os carboidratos — disse em voz alta.

Porém, a felicidade durou pouco — sua consciência não a abandonava. A culpa por ter ingerido aquelas delícias era tão grande que sua frustração por abandonar mais uma dieta crescia. Antes de ligar o carro, pôs-se a chorar convulsivamente.

Seria gordinha para todo o sempre.

"Fiz uma dieta rigorosa. Cortei álcool, gorduras e açúcar. Em duas semanas, perdi catorze dias", lembrou-se da célebre frase de Tim Maia, cuja música tocava no rádio.

Sempre surgia uma coincidência monstruosa para fazê-la se sentir ainda mais fracassada.

Para Rebeca, ou melhor, *Kikinha*, seu apelido de infância, a vida estava lhe pregando uma peça de mau gosto. Apenas os que a conheciam no trabalho não a chamavam assim. Também, era só o que faltava — uma médica ginecologista e obstetra ser tratada como Kikinha beirava o absurdo. "Kikinha, você pode ver se o bebê está encaixado?", "Kikinha, com quantos centímetros de dilatação estou?", "Kikinha, é possível que eu esteja com candidíase?" Embora não fosse uma recém-formada, Kikinha muitas vezes se sentia ainda uma adolescente. Seu emocional estava sempre em frangalhos, era tímida e se escondia atrás do jaleco. Adquirira os quilos extras ao começar a estudar para o vestibular, e quando entrara na faculdade eles já eram seus velhos companheiros. Poucos exercícios, muito estudo e quase nenhuma interação social contribuíram para que a estudante de medicina se tornasse reclusa em seu próprio universo.

Lembrou-se de quando fizera a dieta do sopão, antes do casamento de um amigo, para caber dentro do maldito vestido alugado. Nos primeiros três dias, sentia-se desinchada e podia jurar que daquela vez era realmente para valer. No quarto dia, quando encarou a balança da farmácia, saltitante, viu que realmente havia perdido mais de um quilo. Mas o cheiro do molho de tomate daquela sopa quase a fez vomitar. Não conseguia mais olhar para o repolho submerso entre os outros legumes. Em segundos, devorou um hambúrguer com maionese caseira e entornou dois litros de refrigerante. Assim que deu a primeira mordida, viu o sonho de usar um vestido colorido no casamento do amigo desmoronar. Não que fosse fã de roupas coloridas, mas estava cansada do pretinho básico de sempre, e cometera o erro de alugar um vestido verde dois números menor, com uma echarpe que até disfarçava bem todo aquele excesso de peso. Mas como a sopa não funcionara, teria que se contentar com o combo "vestido preto + cinta esmagadora de gorduras" — e isso sem respirar, o que tirava todas as oportunidades de conhecer alguém interessante na festa. Conversar estava fora de cogitação usando aquela cinta.

Voltou a se lembrar do crime da padaria.

Resolveu tirar o Tim Maia do rádio e colocar um CD de músicas new age. Tinha ganhado o tal disco numa daquelas lojas que prometem kits milagrosos para perder peso. A sopa que parecia água suja e o CD vieram de brinde com o terrível shake com gosto de corante. A promessa era de que a ansiedade era inimiga do emagrecimento — então, lá vão os gordos comprar CDs de música enfadonha para "desacelerar". "Na verdade, o que eu preciso é acelerar meu metabolismo, e não o contrário", pensou, já tirando o CD.

Mesmo conhecendo a fundo o corpo humano e trabalhando com medicina, Rebeca sempre acabava caindo em armadilhas. Ora era o sopão, ora a dieta das proteínas, ora a dieta da princesa Kate. Fazia a dieta, até perdia alguns quilos, mas os efeitos colaterais eram fatais — além do quê, não conseguia perder mais que um ou dois quilos, e sempre, *sempre* os recuperava.

Embora o assunto fosse tabu na família, era evidente que ela e suas irmãs eram vítimas da genética. Seu pai morrera aos 62 anos, vítima de um infarto. Era óbvio que a gordura tinha sido sua maior inimiga — só não via quem não queria. Seu Antônio, como o chamavam, era daqueles que não dispensavam uma pizza, uma cerveja, um churrasco e tudo que envolvesse comida e bebida, de preferência as mais gordurosas, sempre acompanhadas de álcool. Sedentário e com pressão alta, seu Antônio morrera bem num domingo, dia das reuniões em família.

Desde então, as coisas tinham "descambado", como dizia Rebeca. Sofrera para passar no vestibular de medicina, estudando dois anos sem parar; interrompera as atividades físicas e tornara-se sedentária. "Uma sedentária que corre o dia inteiro", como ela mesma dizia. Rebeca conseguira o diploma, anos mais tarde. Havia realizado o sonho de ser ginecologista e obstetra. E não tinha hora para nada. Não tinha hora nem para comer, mas engordava.

"Como fazer dieta com esse carrinho de cachorro--quente na frente do hospital?", pensou assim que estacionou o carro. Salivava só de pensar naquele sanduíche prensado, cheio de molhos, purê e vinagrete.

Percebia como já estava usando o jaleco de médica mais que o habitual. E isso tinha uma razão: ele escondia aquilo que ela não queria revelar — as formas arredondadas de seu corpo.

Seus pensamentos foram interrompidos pelo toque do telefone. Era sua irmã.

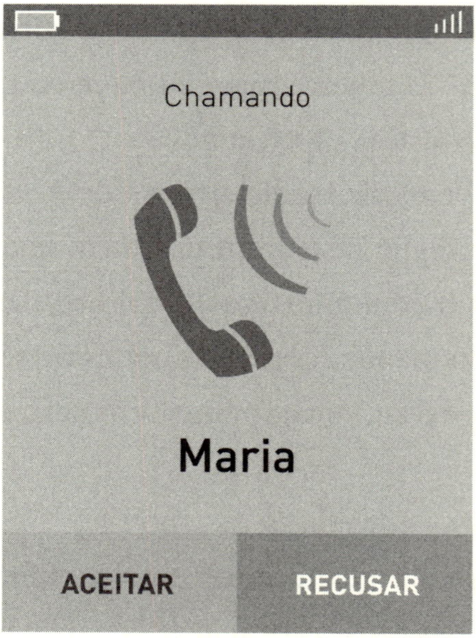

— Oi, Maria — atendeu Rebeca.

— Espera aí, Kikinha — pediu a irmã, enquanto tentava segurar o telefone no ombro.

Do outro lado da linha, Rebeca ouvia um barulho que denunciava que Maria estava tendo um dia daqueles. Tamanha gritaria só poderia vir de uma escola em horário de recreio ou de um parque de diversões em pleno feriado, mas não; vinha da casa da irmã. Mãe de três filhos, ela tinha certa dificuldade nos horários de "pico", como ela mesma dizia. Geralmente era quando as crianças tinham que se aprontar para ir à escola, jantar ou tomar banho.

— Ai, Kikinha, está difícil hoje, viu? Preciso deixar os três na escola e depois levar a mamãe naquela consulta com o médico da coluna, mas acho que vou atrasar. Você não consegue levá-la para mim?

Aquela solicitação era bem típica de Maria. "Essa folgada não consegue se organizar. Quem mandou ter três filhos? Agora *eu*, que trabalho dia e noite, tenho que levar minha mãe ao médico?", pensou, antes de responder:

— Claro, Maria. Vou combinar com ela, então. Beijo.

Maria desligou o telefone e respirou fundo. "Só falta um", pensou, antes de vestir o filho mais novo e partir para a escola. Quando estavam todos prontos, percebeu o quanto estava atrasada. Enfiou as crianças no carro, foi pela pista exclusiva de ônibus para ganhar tempo, mas logo deu de cara com um guarda de trânsito e resolveu voltar para a pista certa.

Chegou na escola, se despediu das crianças no portão e respirou aliviada.

Status

> Exausta às oito da manhã...

O caminho para casa foi lento, e ela ia pensando em tudo que tinha para fazer. Limpar a cozinha, lavar a roupa, fazer o almoço e arrumar a casa — não necessariamente nessa ordem.

Chegou cansada e com fome. Não tivera tempo de tomar café da manhã — como sempre —, por isso seu apetite era implacável. Abriu o armário e pegou um pacote de biscoitos das crianças. "Vou passar roupa", pensou, para otimizar o tempo na frente da tevê. Quando entrou no quarto, teve um súbito desânimo com a pilha de roupas à sua espera. Ao lado das camisetas amassadas, um porta-retratos caído, com sua foto no dia em que se casara. Deixou escapar uma lágrima quando se viu refletida no espelho, logo depois de olhar a foto do dia em que estivera mais bonita em toda sua vida.

— Pareço uma velha gorda — disse, e logo se lembrou do dia anterior, em que um velho pegou seu braço no supermercado e começou a falar sobre como as mulheres "grandes" eram atraentes. Grande uma ova. Tinha cansado de ser GG. Tinha cansado de tudo. "Maldita hora em que parei de trabalhar."

Mas sabia que não era por isso que tinha ganhado peso. No começo culpava o casamento, mas depois de três gestações seguidas em que se entupira de sorvete — como se todo o sorvete do mundo fosse acabar quando seus filhos nascessem —, ficou gorda.

Sim, ficou gorda. Não dava para mentir, aliviar ou dizer que estava "gordinha". Estava gorda.

Em casa não tinha quem a controlasse — tinha parado de trabalhar para ficar com as crianças. E a balança tornara-se sua maior inimiga. Apalpou a gordura do braço, que parecia uma grande massa de pão, e perdeu a compostura. "Flácida feito uma vaca, não é para menos que aquele filho da mãe nem me olha mais." Referia-se ao marido, claro.

João era um cara bacana. Tinham se casado jovens, planejado os filhos, mas quem disse que ele queria o pacote completo? Logo que a mulher teve o terceiro filho, as cobranças começaram. No começo ele dizia que ela estava "relaxada" — ainda não tinha coragem de pronunciar a palavra "gorda"; depois, começou a implicar com ela por não ter voltado ao peso de antes, por comer demais, e aí... Aí começou a guerra de verdade. Quando ele chegava em casa era um deus nos acuda. Ela ficava passada porque já era tarde da noite e perguntava onde ele estivera; ele — que não a levava para lugar nenhum por vergonha — dizia que tinha ido num jantar de trabalho, e um começava a jogar na cara do outro "o quanto você desgraçou minha vida". Ele, claro, achava que tinha toda a razão; que ela era uma incompetente, que não cuidava direito nem da casa nem das crianças. E ainda era gorda.

Já ela dizia que ele era um filho da mãe (ela não pronunciava mais o seu nome; referia-se a ele apenas como "aquele filho da mãe") que nunca estava em casa, que não passava tempo com ela e com os filhos, que não a ajudava em nada... E aí, bem, a coisa pegava fogo, porque ele dizia estar bancando tudo aquilo e que *ele* tinha direito de sair um pouco para espairecer, e que ele não tinha mais vontade de olhar para "aquela cara gorda" dela.

Pronto. As noites de Maria eram assim.

Não que ela estivesse conformada com aquilo, mas já tinha se conformado com o fato de que o marido não a admiraria mais. Nunca mais.

Exímia cozinheira, Maria tornara-se uma mulher que passava horas na cozinha preparando de tudo um pouco. Lasanha era sua especialidade, e o prato que as crianças mais gostavam. E um dos poucos que enchiam os olhos — e a barriga — de João.

Era a filha do meio de dona Dolores e seu Antônio. Ah, como tinha saudade de seu Antônio! O falecido pai a compreendia como ninguém. E tinha sido com ele que se apegara aos prazeres de uma refeição em família. Desde pequena, comer era quase um ritual. Quando se formara em direito e tornara-se advogada, sentia falta das conversas em torno da mesa de almoço. Foi quando conheceu João, que se tornou seu marido após alguns meses de namoro. Ambos resolveram ter filhos, e depois do segundo ela decidiu parar de trabalhar para cuidar deles. Foi quando a situação saiu do controle. Na terceira gravidez, bem acima do peso, a coisa tinha descambado por completo. Louca por doces, decidira se entregar aos prazeres da gula sem a menor culpa. Com os excessos, ganhara, além de uma diabetes gestacional, quilos que se somavam na balança e que se tornaram seu pesadelo constante.

Em casa, com os filhos, compensava as frustrações com comida. Quando largara a carreira, não imaginara que se sentiria tão só em casa, apesar do convívio com as crianças. Sentia-se exausta o tempo todo. E já não sabia mais agradar o marido de outra forma senão pelo estômago. Só que João não perdoava. Dizia que a mulher estava desleixada, feia, e ameaçava largá-la. Começou a colocar apelidos na esposa, a fazer brincadeiras com as gordurinhas, e ela acabava se sentindo ainda pior. Toda vez que começava uma dieta, era em vão. Nem contava mais para João para que não caçoasse dela. "Aquele espírito de porco", pensou, enquanto devorava os biscoitos.

Lembrou-se da noite anterior, quando ele chegara em casa suado após a academia. "Esse filho da mãe me deixa o dia todo com as crianças, pensa que eu sou empregada e ainda me critica. Como se eu tivesse tempo de ir à academia. Vou deixar as crianças com ele para ele ver o que é bom", dizia frequentemente para as irmãs, embora nunca tivesse coragem de colocar os planos em prática.

Queria conseguir, pelo menos, perder peso. Achava que daquele jeito ele a veria de um jeito diferente. Quem sabe compraria uns vestidos mais bonitos? Lembrou-se imediatamente de seu armário. Parecia o armário de uma viúva velha e triste. Há quanto tempo não usava outra cor senão preto? "Preto emagrece", era a frase que mais escutava quando virou adolescente e começou a lutar contra a balança. Desde então, não conseguia se livrar da maldição daquela cor. A cor que a acusava de ser gordinha.

Seus pensamentos foram interrompidos pelo toque do celular. Era Antônia, sua irmã mais velha.

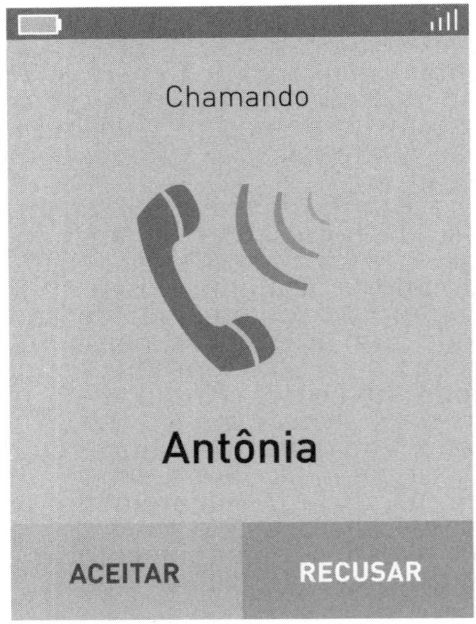

— Oi, Maria, tudo bem? Como foi a consulta da mamãe? — perguntou Antônia, com um ar preocupado.

Maria pensou em mentir, mas a farsa só pioraria as coisas.

— É que eu combinei com a Kikinha de ela levar a mamãe. Tive um imprevisto.

— Imprevisto? — gritou Antônia do outro lado da linha. — Sabe quantas coisas eu faço por dia e ainda lembro a data da consulta da mamãe? Poxa, você não consegue se organizar? Espera, vou entrar numa reunião. Depois retorno — concluiu, para felicidade e alívio de Maria.

Antônia, a mais velha das três irmãs, era executiva numa empresa de finanças. Divorciada e mãe de um adolescente, ela controlava os horários de sua vida como se estivesse montando uma planilha de Excel. Tinha horários e regras para tudo, exceto para comer. Vivia viajando a trabalho e não tinha tempo de se alimentar decentemente. Mas estava bem acima do peso. Com uma rotina estressante, sempre comia onde dava. E nunca fazia as escolhas certas. À noite, fazia um happy hour com as amigas, onde se enchia de petiscos e bebidas até sair trançando as pernas. Ou bebia em casa. O que tivesse. Uísque, vodca, vinho, cerveja... Embora sua preferência fosse por destilados.

Estava no prédio onde aconteceria sua reunião e já fora anunciada na recepção. Quando se levantou, ouviu um barulho. Era sua saia, rasgando justamente no zíper.

Voltou a se sentar, suando frio e arregalando os olhos, esperando que a maldita secretária da recepção ao menos a olhasse. Pensou em ligar para ela, mas como falaria, com aquele monte de gente sentada na recepção? Discretamente, tirou o blazer e fingiu amarrar na cintura, num ar despojado. Levantou-se devagar e foi até o banheiro. Teve que cancelar a reunião e inventar uma desculpa qualquer.

Quando contou aquela história para as amigas na mesa do bar, todas riram histericamente.

— Antônia, você devia fazer um regime — disse Abigail, que não tinha papas na língua.

— Regime? — perguntou Antônia sadicamente. — Sabe quantos eu já fiz? Toda dieta que sai eu já tentei. Até aqueles shakes malucos que substituem almoço e janta! Sabe o que eu perdi com aquilo? — Fez uma pausa dramática. — A memória! Eu não conseguia me lembrar de nada. E eu tenho muita responsabilidade no trabalho! Não posso ficar com a cabeça assim, fraca. Todo regime que faço me sinto assim, fraca feito um doente que acaba de sair do hospital!

— Antônia, mas você tem que ir num especialista. Já pensou em ir num médico de verdade? — perguntou a amiga.

— Rá, rá, rá! — riu escandalosamente. — Minha irmã mais nova é médica. E é tão gordinha quanto eu e Maria. Médicos não sabem nada de regime.

Falava com convicção. Nunca tinha entrado num consultório, mas achava que médicos a proibiriam de comer o que mais gostava, e aí, sim, seria infeliz.

— Um dos meus maiores prazeres é comer bem, e beber, claro. E vocês querem tirar isso de mim? — perguntou, depois de chamar o garçom e pedir a terceira caipirinha.

Já falava alto, e as amigas sabiam aonde aquela conversa iria chegar. Em alguns minutos ela iria chorar e lamentar que trabalhava demais, que mal tinha tempo para se divertir, e que quando saía para espairecer suas melhores amigas ficavam falando sobre seu excesso de peso.

E começou a contar uma história que estava engasgada em sua garganta:

— Acreditam que marquei um encontro pela internet?

Todas vibraram:

— E aí?

— E aí que tivemos uma conversa animada na sala de bate-papo e resolvemos sair. Marquei num pub bem-frequentado. Chegamos, começamos a beber. Ele era bonitão e tal. Até que ele resolveu ir ao banheiro... e... Olha, já sofri muita humilhação nessa vida, mas ser abandonada por um cara no primeiro encontro foi a primeira vez. O cara sumiu, sabe, foi embora, e literalmente nem ligou para mim!

Todas ficaram sem reação.

— Aí eu bebi mesmo, enfiei o pé na jaca, e fiquei desejando que ele morresse atropelado. Poxa, ele sabia como eu era... Tudo bem que eu apaguei todas as fotos ruins antes de adicioná-lo no Facebook. Ele tinha dito que meu rosto era lindo! Só não mostrei nenhuma foto recente de corpo inteiro...

Não sabia por quê, mas aquela conversa a fazia lembrar de seu pai. Seu Antônio. "Ele, sim, sabia viver", recordou, suspirando com os momentos que passara em família.

"Era gordo, mas era feliz", e sorriu, pensando em como ele gostava de uma caipirinha e de uma conversa no bar.

Teve um mal-estar súbito quando lembrou o que o médico que tratara seu pai dissera, pouco antes de ele morrer: "Se ele continuar com esses excessos, sua vida correrá perigo."

Talvez por isso tivesse esse pavor de médicos. Não queria um diagnóstico daqueles.

Abriu o Facebook quando chegou em casa e curtiu o status da irmã mais nova. Kikinha estava afiada!

Status

A minha chave do sucesso não abriu porta nenhuma.

Foi Helena quem começou o assunto enquanto olhava para Rebeca durante aquele plantão:

— Rebeca... Você parou com aquela dieta maluca, não parou?

Rebeca ficou constrangida. Não sabia se dizia que sim ou que não. Nem qual rumo aquela conversa iria tomar.

— Decidi não fazer mais dietas — mentiu.

— Olha, eu tenho um endocrinologista fantástico. Por que você não marca uma consulta com ele?

A palavra "endocrinologista" foi maldigerida. Ela não achava que precisava de um. Mas se Helena, que era magra, *tinha um* endócrino, como não ouvir aquilo até o final?

— Por que você *acha* que eu *preciso* de um endócrino, Helena? — falou pausadamente, com vontade de voar no pescoço da maldita amiga magra. — Que intromissão é essa na minha vida? Quando lhe dei esse direito?

— Eu não acho nada. Só que ficar fazendo dieta assim vai acabar com a sua saúde — pontuou. — E não acredito em dietas.

Rebeca teve vontade de responder "É claro que não acredita. Você não precisa, você não tem banhas voando por todos os cantos do corpo. Você é magra, sua vaca". Mas sorriu e soltou um "Obrigada por partilhar sua valiosa opinião", com certa ironia, claro.

A conversa das duas acabou ali. Mas, antes, Helena deu um cartão a Rebeca.

— Ele é ótimo, o meu endocrinologista. Eu o conheci quando tinha 112 quilos, há uns dez anos.

Quando Helena saiu, rebolando com seu corpinho esguio, Rebeca não sabia se ia atrás dela, gritar que não precisava de droga de médico nenhum, ou se enfiava a cara dentro do jaleco, com vergonha de não ter pensado naquilo antes. Logo ela, formada em medicina... Por que nunca pensara nisso? Sabia que o pai tinha deixado a maldita herança genética, e que as três irmãs sofriam com o fantasma do sobrepeso. Então, por que não seguir o conselho de Helena?

Pegou o cartão e guardou no bolso. Quem sabe não tomava vergonha na cara e procurava ajuda de verdade?

Quando colocou a mão no bolso, sentiu o telefone vibrar. Pensou ser uma paciente, mas logo viu que era Antônia, sua irmã mais velha.

— Você conhece algum endócrino? — perguntou a irmã, à queima-roupa.

Aquilo parecia ser uma conspiração universal. Não podia ser possível.

— Como é que é? Por quê, Antônia? *Você* quer ir num médico para emagrecer? — perguntou Rebeca, sem acreditar no que estava ouvindo.

— Andei pensando nisso essa noite, Kikinha — disse Antônia. — Acho que nós três precisamos de ajuda. Sonhei com aquele médico do papai falando sobre obesidade. Eu não quero morrer!

Rebeca ficou assustada. Claro que o excesso de peso das três irmãs era evidente, mas nada que pudesse ser, assim... alarmante.

— Acha mesmo que temos que fazer isso? — balbuciou Rebeca, quase pedindo para a irmã mudar de ideia.

— Acho. Vou ligar para a Maria. E se conseguir um bom endócrino, já marca para as três no mesmo dia. Cansei desse negócio de não caber mais em roupa nenhuma.

Que vergonha passei ontem. Que vergonha. Você nem imagina que perdi uma reunião porque minha saia rasgou. Uma gorda. É isso que eu sou.

Rebeca viu que Antônia estava naqueles dias. Mas não se opôs à ideia. Talvez fosse mesmo a melhor saída. Um médico...

Olhou rapidamente para o que estava impresso no cartão: *Dr. X*. E resolveu arriscar. A ideia começava a soar melhor.

Status

Mudando de estratégia.

Convencer Maria a acompanhá-las não tinha sido nada fácil. A mais velha e a mais nova, Antônia e Rebeca, estavam decididas a contar com ajuda profissional. Já a do meio não tinha tanta certeza disso.

Na data marcada, lá foram elas. Embora a secretária do médico já houvesse sinalizado que elas não entrariam juntas na sala, pediram que os horários fossem seguidos. Assim se encorajariam e não mudariam de ideia antes da data.

Quando ele chamou Rebeca para a consulta, ela sentiu um frio na espinha. Sim, estava depositando suas expectativas naquela consulta e não queria se frustrar.

— Então, me conte de você! — começou amigavelmente o médico.

— Eu preciso emagrecer, e o senhor é a minha última esperança! — Ela sorriu, constrangida. — Já tentei todos os tipos de dieta, e hoje estou desanimada, porque não consigo mais emagrecer. Emagreço, volto a engordar... Tento me controlar, mas é muito difícil!

Aos poucos, Rebeca foi ganhando coragem. O médico pediu que não omitisse nenhum detalhe, e logo detectou o primeiro sinal que indicava uma tendência à obesidade: a hereditariedade.

— Você diz que seu pai faleceu aos 62 anos, com infarto e problemas de pressão alta. Será que ele sofria de diabetes, era gordo, sedentário e tinha graves problemas coronários, que só foram detectados tarde demais?

Bingo!

— Se sua família tem tendência a engordar e o ambiente foi desfavorável, não se culpe. Você não é gordinha porque quer. É mais difícil emagrecer nessas condições.

Então ele pegou um papel e uma caneta e perguntou em que época ela começara a ganhar peso.

Rebeca contou que fazia esportes e frequentava a academia, mas quando começou a estudar para o vestibular, parou com todas as atividades. Foram dois anos estudando para medicina. Quando ingressou na faculdade, já tinha ganhado 12 quilos.

— Sei tudo de dieta, do funcionamento do corpo, mas não consigo mais praticar uma atividade física. Levo uma vida desregrada e sem horários, e ainda tem dias em que não durmo, emendo um turno no outro e como o tempo todo. Em outros, fico sem me alimentar porque me falta tempo.

— Olha, para começar, já temos aqui o fator hereditariedade. Você deve se preocupar com a saúde, sim. Não é mais uma questão estética. Seu pai teve um infarto. Sua tendência genética para problemas coronários é grande.

Rebeca percebeu que não poderia brincar de faz de conta. Sua irmã tinha razão. Aquele vaivém da balança era coisa séria, e merecia atenção. Enquanto tentava conter uma lágrima, soltou:

— Eu não quero mais ser gorda! Não quero! Não aguento mais ser alvo de olhares enquanto como um sanduíche. Me sinto cada vez pior!

— A discriminação é a pior coisa para quem é gordo. E o gordo com frequência sofre pelo fato de ser gordo. Ninguém é gordo porque quer! E por outro lado, você, que é médica, sabe que todo mundo quer explorar esse "filão" da obesidade. Quantas vezes já não ouviu falar em dieta da moda, de medicação milagrosa, de ervas, de cremes que ajudam a emagrecer? Quem nunca caiu nesse conto do vigário?

Rebeca se ajeitou na cadeira. Sabia bem o que era aquilo. Gastava o que tinha e o que não tinha em tratamentos que prometiam fazê-la perder peso depressa. Já perdera a conta do número de dietas da sopa, shakes e massagens que fizera com esse intuito.

— Há quem diga que é só o gordo fechar a boca que ele emagrece. Essa é uma das frases mais infelizes que eu conheço. Como se o obeso fosse um cara que não consegue se controlar. Ser gordo não é uma escolha! Hoje sabemos que diversas disfunções orgânicas podem ocorrer para que as pessoas tenham a sensação de fome além do normal.

Rebeca já fazia uma leitura mental daquilo que o médico falava e se perguntava por que não tinha levado um gravador. Ia ser ótimo para a autoestima.

— No seu caso, seu pai teve problemas com a balança, portanto, quando os pais são gordos, há 80% de chance de o filho também nascer com essa propensão. Essa probabilidade cai para 50% se apenas o pai é obeso. A genética é implacável.

— Então vou ter que passar o resto da vida sem comer nada? — perguntou Rebeca, ainda sem entender aonde ele queria chegar.

— Sou contra qualquer regime de emagrecimento. Gordo que faz regime logo recupera o peso perdido. Aposto que você já fez aquela famosa dieta que restringe carboidratos... Como alguém pode acreditar nessa barbaridade? Você é médica, não sabe os distúrbios que essa dieta poderia lhe causar?

Lembrou o dia em que quase desmaiara e ficou com vergonha de lhe contar a história.

— O que faz uma pessoa ser gorda? É simples: você come uma quantidade de calorias maior do que aquelas gastas pelo seu organismo... Temos ainda o fator estresse, que também pode ajudar no ganho de peso. Somado à sua rotina irregular... A pergunta é: você está disposta a perder peso e a mantê-lo pelo resto da vida?

Ela estava animada.

Então, usaram seu peso e sua altura para calcular o índice de massa corporal. Seu IMC era de 27.

— Acredito que o balanço de pontos vai beneficiá-la.

Rebeca fez algumas anotações enquanto o médico explicava o sistema de pontos. Parecia infalível.

Enquanto isso, na sala de espera, Maria contava os minutos para sair dali. Estava incomodada com a perspectiva de fazer uma nova mudança em sua vida. Por um lado, sabia que aquilo seria uma chance de melhorar. Poderia perder peso, ficar mais atraente para o marido, com a autoestima melhor... Por outro, tinha tanto medo de se frustrar com mais uma dieta, ou melhor, consigo mesma, que não via outra alternativa senão atacar o médico antes mesmo de entrar no consultório.

Há dias estava cansada de si mesma. Deixava as crianças na escola e mal conseguia terminar os afazeres domésticos, e tinha que buscá-los já com o almoço pronto. Passava a tarde tentando organizar a bagunça que faziam, estendendo as roupas no varal e lavando aquele monte de roupas que se acumulavam a cada segundo. E, quando terminava, tinha que dar conta das crianças, que não paravam um minuto. Terminava o dia exausta, e, para piorar, o marido não dava nenhum valor a tudo que fazia na casa. Achava que ela não fazia nada, e ainda reclamava. Lembrou como se sentia satisfeita quando tinha uma vida produtiva no trabalho. E como se sentia frustrada por ficar em casa. Sabia que as irmãs a olhavam de uma forma diferente. E ainda engordava e se achava o exemplo típico da preguiçosa que fica na frente da tevê comendo pipoca.

Tentou se lembrar de como o tempo passara desde que largara o emprego. A satisfação com as crianças era um remédio para tudo aquilo, mas tinha que se contentar em ser mãe e não desempenhar o papel de mulher. Seu marido não a via mais como antes. Aliás, há quanto tempo seu marido mal a notava? Quando a olhava, era com alguma crítica dura — sobre seu comportamento, sua roupa, seu desleixo, ou pior, sobre como estava gorda. Era nítida a repulsa que ele tinha pela esposa naquele estado. Não que estivesse com obesidade mórbida. Longe disso. É que tinha engordado demais, e os quilos iam se acumulando sem dar trégua.

Pensou nas irmãs. Teriam elas mais facilidade para emagrecer? Seria um fracasso completo se as duas conseguissem e ela não saísse do lugar. Quis chorar. Quis sair dali e nem tentar. E se não desse certo? Seria mais uma frustração para contabilizar. Mais um fracasso em sua vida.

Estava cansada demais das dietas que fizera, sem nenhum resultado. Mal conseguia pensar em se privar das coisas de que gostava, ou em se controlar diante da pizza que o marido tanto gostava.

— Antônia — balbuciou para que a secretária do homem não ouvisse —, acha mesmo que a gente consegue emagrecer?

Antônia não teve tempo de responder. Maria foi chamada pelo médico. Seria a próxima a ser atendida.

Status

> Não quero PERDER peso. Quero SER MAGRA!

Tensa, Maria entrou na sala.

Olhou para o médico, desconfiada que só ela, e sorriu. Era aquele sorriso amargo, fingido, de quem tenta mostrar que está ali por obrigação, mas no fundo está desesperada para emagrecer, e tem tanto medo de não conseguir que prefere fazer de conta que não acredita no método que será utilizado.

— Então, Maria, por que você está aqui?

Ela começou aquele discurso de que tinha feito algumas tentativas para emagrecer sem sucesso, mas que não se importava muito com a aparência, que isso era preocupação exagerada de suas irmãs.

— Na verdade, nem tenho tanta tendência assim. Se quisesse emagrecer de verdade, eu conseguia. É que meu dia a dia é meio complicado, e acabo sem tempo para me exercitar, e nem gosto de fazer regime.

Percebendo que ela tinha sido convencida pelas irmãs a ir à consulta, ele foi direto:

— Se você realmente quiser emagrecer, eu posso ajudar. Mas se foi trazida pelas suas irmãs, ou se outra pessoa quer que você emagreça, vai ser difícil fazermos alguma coisa, principalmente porque a força de vontade é essencial nesse processo. Se você não estiver comprometida com o emagrecimento, só vamos perder tempo aqui nessa conversa.

Ela não esperava aquela sinceridade toda. Achava que ele ia convencê-la a emagrecer, dizer que precisava mesmo, coisa e tal. Ficou surpresa e desarmada. Ele tinha sido direto demais. Direto e no ponto.

— Olha... — começou, e suspirou como se deixasse todo o peso do corpo sair de uma vez só. — Fui trazida, sim, pelas minhas irmãs. Elas acham que a gente tem que se preocupar porque nosso pai morreu cedo, essas coisas... — Foi criando coragem para continuar: — Acho que estou alguns quilos acima do peso, mas não tanta coisa assim. Não sou uma obesa. Sou só gordinha... Esse peso não me incomoda muito.

Ele acenou com a cabeça para que ela continuasse. Era comum ver mulheres que não admitiam em voz alta que precisavam de ajuda.

— Eu até preciso emagrecer...

Só que Maria não era boa atriz. Não era boa atriz e não conseguia mentir por mais de dois minutos. Com o emocional em frangalhos, ela tinha encontrado a primeira pessoa que a escutava. Que a olhava nos olhos. "Há quanto tempo ninguém me dá essa atenção", pensou. E sentiu um pouco de amargura. Uma amargura triste — difícil de conter. A garganta foi fechando, os olhos começaram a se encher de lágrimas e foi inevitável. Ela não conseguiu mais mentir.

E começou a chorar.

— Doutor, eu já tentei de tudo. É muito difícil, não consigo imaginar que alguma coisa possa dar certo comigo. Não consigo emagrecer. Pareço estar cada vez mais gorda. Cada dieta me deixa mais fraca, e depois só penso em comida.

Aos poucos, Maria foi soltando o peso do corpo naquela cadeira confortável e se sentindo mais à vontade com aquele estranho, que poderia até se tornar seu mais novo "velho amigo".

— Quando me casei, eu não era gorda. Era até magra. Meu marido me elogiava muito. Na primeira gravidez engordei um pouco, na segunda também, depois da terceira não consegui mais recuperar meu peso, e aí a coisa descambou de vez. É como se eu tivesse ficado desleixada mesmo. Parei de trabalhar para ficar com as crianças e não consigo me controlar. Quando estou em casa, sempre me vejo comendo. Parece que me dá um prazer, sabe?

— Você gosta mais de doces?

Ela não conseguiu disfarçar. Era fanática por doces. Comprava para as crianças, mas atacava quando elas estavam na escola, e às vezes acabava com tudo antes mesmo que soubessem que havia chocolate em casa. Começou a contar sua vida. Como seu marido a tratava e desfazia dela. E confessou que não jogava um grama de comida fora. Sempre comia os restos das crianças antes de lavar os pratos. Era um hábito que adquirira com a desculpa de que não gostava de desperdício.

— Não tenho o que dizer. Não acho que eu consiga emagrecer mesmo. Engordei um pouco, sim, mas é muito difícil controlar a vontade de comer doces quando estou sozinha em casa. É horrível dizer isso, e acho que é a primeira vez que conto para alguém, mas não quero me privar de comer. É um dos poucos prazeres que tenho na vida.

— Olha, o que vou fazer aqui no meu consultório não passa nem perto dessa coisa odiosa de mandar a pessoa "fechar a boca" — começou o endocrinologista. — O gordo tem que ser tratado da mesma forma que o diabético, o hipertenso, ou a pessoa que apresenta problema crônico de colesterol. É uma pena que o obeso, além de carregar a doença, ainda tenha que aguentar a ignorância e o preconceito dos outros. O gordo não é gordo porque tem a autoestima baixa, ele tem a autoestima baixa porque é gordo!

Ela ficava um pouco aflita por ele usar a palavra "gordo", mas era como se estivesse nua diante dele e não tivesse vergonha de que ele a olhasse. Tinha realmente se despido contando sua história. Era como um segredo contado para um padre, com a certeza de que aquilo não sairia daquela sala. Continuou a confiar. E ele prosseguiu com seu discurso:

— É bom que se diga que nem todos os pacientes com necessidade de emagrecer precisam de remédio. Há os que conseguem fazê-lo apenas através de uma mudança adequada no estilo de vida. Há outros que voltam a desfrutar de um peso razoável apenas incorporando alguns exercícios físicos em seu dia a dia. Mas uma coisa eu lhe digo: não tenha pressa em eliminar o peso em excesso. Vamos seguir um programa alimentar que combine com seu estilo de vida, e não vou fazer você se privar de nenhum alimento. Nenhum mesmo.

Ela ficava pensando se aquilo era realmente possível. Como deixar as pizzas do final de semana? E a lasanha de domingo?

— O indivíduo obeso sempre será um obeso em potencial, embora possa não estar obeso. É o desconhecimento dessa tendência ao reganho de peso, ou o cansaço de ter que lutar para não reganhá-lo, que origina o chamado obeso ioiô, que ganha peso, perde peso, ganha peso, perde peso...

Ela entendia bem do que ele estava falando. Toda vez que perdia peso, readquiria tudo com a mesma velocidade na semana seguinte.

— O pior na obesidade ioiô é que cada ganho de peso atinge patamares maiores que os anteriores e cada perda de peso é menor que a anterior. Como se não bastasse, alguns trabalhos científicos sugerem que o fenômeno ioiô é mais deletério à saúde que a manutenção do peso em nível alto, porém estável.

Maria ficou pensativa.

— O indivíduo que segue dietas de fato emagrece. E emagrece porque, a partir do momento em que se apega a uma dieta (qualquer uma) vai perder peso. Mas isso não basta. O indivíduo perde peso e depois não consegue manter. Em geral, volta ao estilo de vida anterior e engorda de novo.

E finalizou:

— Não acredito em dietas. Pode parecer incrível, mas dietas engordam. Ou melhor, a preocupação crônica com dietas frequentemente leva a um resultado inverso ao desejado, que é o ganho de peso.

Estava interessada naquela conversa e já sabia o que fazer quando chegasse em casa. Ia afixar na geladeira os lembretes:

- não guardar a pizza de ontem;
- não comer os restos de comida dos pratos das crianças;
- olhar a tabela de pontos antes de cozinhar ou de abrir a geladeira.

Para ela, o maior desafio era conter a vontade de comer doces, mas sabia que poderia ser traída a qualquer momento. Ficar em casa era um convite à gula. Todas as refeições que fazia com as crianças eram praticamente iguais — se eles não comiam, ela raspava o prato, costume aprendido com a mãe.

Continuou saboreando as dicas do Dr. X. Ele sabia que passar o dia inteiro em casa era um convite para beliscar. Pediu que ela ocupasse a cabeça com algo que proporcionasse prazer, além de tomar água gelada, porque muitas vezes ela confundia sede com fome, e tirar todos os biscoitos, salgadinhos e tudo o mais do seu alcance.

Como fazer aquilo numa casa com três crianças? Olhou suas anotações. Ali dizia para deixar petiscos como vegetais cortados em palitinhos sempre à disposição. Ah, e o mais importante: parar de comer a comida da panela enquanto a estivesse preparando.

— Espere para matar a fome na hora da refeição! — exclamou o médico, num conselho que ele dava para todas as donas de casa.

Olhou para o item "festinha de criança", carinhosamente sublinhado no papel. Sim, tinha dificuldade com relação a isso. Mas era só reservar os pontos para os deliciosos salgadinhos e doces. Estava cansada de ser a megera das festas de aniversário. Era irresistível olhar para tudo aquilo e ir embora como se não existissem minicachorros-quentes fantásticos e deliciosos.

Seria a primeira vez que não deixaria de comer o que gostava.

— Doutor, por que às vezes eu sinto um pouco de mal-estar... fraqueza... uma irritação... aí eu como algum doce, na maioria das vezes chocolate, e logo passa?

Sentia-se culpada por devorá-los, mas logo que os comia pensava: "Ó, céus, que milagre divino!"

O problema de Maria era mais grave que o das irmãs. Aquela compulsão por doces tinha um motivo: a tal da serotonina.

— Se o neurotransmissor serotonina estiver em quantidade insuficiente no hipotálamo, por exemplo, surge uma enorme vontade de comer, principalmente doces. Portanto, possuindo essa deficiência, você só consegue se controlar por algum tempo.

Ela entrou em pânico:

— Quer dizer que não vou conseguir emagrecer nunca? Que serotonina é essa de que você está falando?

— A serotonina é uma substância produzida no sistema nervoso central e está difusa no organismo. Quando está baixa, a pessoa apresenta todos esses sintomas (depressão, baixa motivação, mal-estar, fraqueza, irritação). Ao ingerir açúcar, o nível de serotonina sobe e o sujeito se sente melhor. Se receito um remédio que restaura a serotonina no paciente, ele deixa de comer açúcar, que quase sempre vem acompanhado de muita gordura nos doces. Vai, portanto, emagrecer.

— Quer dizer que eu tenho que tomar *remédio para emagrecer*?

Maria se sentiu encurralada.

— Calma, estamos falando de um restaurador de serotonina. Não é remédio para emagrecer. Você precisa sanar uma deficiência do seu organismo para controlar a compulsão por doces. O resto é com você.

O médico então contou um pouco sobre o desencadear da obesidade na maioria das pessoas. Maria descobriu que algumas eram *gordinhas de nascença*; outras tinham o que ele chamava de *obesidade pubertária*, e as meninas sofriam mais com isso que os meninos — *ó, mundo cruel* —, ficando gordinhas na adolescência; outras ficavam gordas após o casamento, porque cresciam os episódios de sedentarismo; muitas ficavam gordas depois da gravidez, por causas hormonais e genéticas; tinha gente que ficava obesa depois de cessar a atividade física; tinha quem ganhasse muito peso depois de parar de fumar; ele também já tinha visto mulheres que ficavam gordinhas com o uso das pílulas anticoncepcionais. Contou ainda que hoje em dia é muito comum ver obesos por uso de antidepressivos. Muitas ganhavam peso na menopausa, na retirada do útero e em inúmeros casos de alterações hormonais.

— Embora muita gente acredite que a maioria dos casos de obesidade tenha causas endócrinas, eu, como endocrinologista, tenho a obrigação de dizer que menos de 5% dos obesos têm causa glandular clássica. Em outras palavras, o mau funcionamento da tireoide não é o responsável pela esmagadora maioria dos casos de obesidade.

— Doutor... acho que também tem algo que eu lembro que me fez comer mais do que antes: quando meu pai morreu... Tem alguma lógica?

— Evidente que existem situações na vida associadas a um ganho de peso, como morte ou separação dos pais, mas a verdade é que muitas pessoas passam por essa situação sem engordar.

Ela tomou coragem para a próxima pergunta. Já estava com as cartas na mesa. Que mal faria dizer mais uma verdade?

— E o fato de o meu marido me rejeitar faz com que eu engorde mais?

Não era toda mulher que ia a fundo nessas questões, ou admitia sofrer esse preconceito.

— Algumas emoções assolam os gordinhos. Vergonha do corpo, sensação de culpa, humilhação perante os outros, sensação de inferioridade... Isso deve ser combatido à medida que se possa entender melhor o fenômeno da obesidade. O que faz uma pessoa ser gorda? Com essa combinação de fatores que você me contou (hereditariedade, três gestações em que engordou muito, inúmeras dietas em que engordou mais após emagrecer), é evidente que precisamos agir para reverter o quadro. Se comer uma quantidade de calorias maior do que aquelas que você gastar, esse excesso calórico vai ser depositado, e a melhor forma de depositar é sob a forma de gordura.

— Então o obeso é quem come mais do que gasta? Gordo é gordo porque come muito ou porque gasta pouco? — perguntou, incisiva.

— A humanidade está ficando mais gorda. Ao mesmo tempo em que a civilização prospera, a tendência à vida sedentária aumenta, e as pessoas consomem mais gorduras e bebidas alcoólicas. E aquelas que nascem com menor queima calórica engordam com mais facilidade. A queima calórica diária é a soma do metabolismo em repouso, da atividade física e da termogênese que vem dos alimentos. Ah, e tem mais: se engordamos porque comemos mais calorias do que gastamos, é óbvio que para emagrecer temos que queimar mais calorias do que as que são ingeridas. Não há nenhum método que permita emagrecer sem que a pessoa coma menos ou gaste mais calorias do que de costume. Embora pareça simples, é evidente que esse plano aparentemente banal é de difícil execução.

Maria começou a ganhar forças. Ele era prático e objetivo, e deixou claro que ela deveria tomar algumas atitudes em sua vida, senão as coisas ficariam na mesma.

— O preço da manutenção do peso é a eterna vigilância. E, por favor, não se lamurie! Você tem duas opções: ou fica desconsolada, continua gordinha e sofrendo as consequências disso, ou luta com convicção contra o estado atual.

Status

Quero autonomia para comer biscoito recheado em paz!

Quando Antônia entrou no consultório, estava tendo um acesso de riso. Tinha visto Maria sair e lembrou a época em que a mãe as chamava de "três porquinhas", porque cada uma tinha um perfil diferente.

Se fosse para ser uma das porquinhas, queria ser a que construía a melhor casa, que mais trabalhava, e que depois abrigava as outras porquinhas para protegê-las do lobo.

Foi logo com a cara do doutor, e começaram a conversar animados.

— Eu não como muito. Gosto de comer, de frequentar bons restaurantes, mas na maioria das vezes mal tenho tempo de me alimentar. *Hora de almoço? Prazer, Antônia.* Não, eu nunca tive isso.

Prática, Antônia não via alternativa senão ser sincera com o médico.

— Já fiz todas as dietas que você me perguntar. E volto ao meu peso algumas semanas depois. Está difícil conviver com isso. Não estou gostando de mim, não tem roupa que me sirva, e não quero mais me esconder no Facebook, atrás de fotos só de rosto.

O Dr. X quis ir mais a fundo na rotina dela e contou que conhecia muita gente que engordava por conta do estresse. Ela foi adiante:

— Mas, além do estresse, eu mal almoço... — E relatou como eram seus dias: — Geralmente um café expresso na padaria de manhã, algum pãozinho, croissant, e nada o resto do dia.

— Faz uso de álcool?

Por um momento pensou em ser uma mentirosa compulsiva. Negar era sempre a melhor opção, mas daí teve flashes da expressão da caixa do supermercado toda vez que a via com o carrinho cheio de garrafas e alguns saquinhos de amendoim.

Para que mentir?

— Sim... Na verdade, eu acabo bebendo para relaxar um pouco e na maioria das vezes me excedo. Além dos petiscos e das frituras, eu acabo tomando uma vodca, ou um uísque, vários chopes ou uma garrafa inteira de vinho quando estou sozinha em casa.

Não conseguia encará-lo. Era difícil admitir para si mesma que fazia aquilo. Às vezes nem percebia. Enganava-se o tempo todo, achando que não comia nada, quando na verdade consumia as coisas mais calóricas em excesso, quase todos os dias.

— Já tentei de tudo, viu, doutor... Todas as dietas, cremes, pomadas e ervas que você pode imaginar. O senhor é minha última cartada! Se não rolar, vou entrar na faca, reduzir o estômago, fazer uma lipo... Sei lá!

Ele olhou para ela, acostumado com aquele tipo de afirmação.

— Olha, 70% da população mundial com livre acesso à comida fez, faz ou fará algum tipo de tentativa para perder peso. E, apesar de tudo, a prevalência de obesidade é crescente. Esse é um dos grandes desafios da medicina: sabe-se como combater uma doença, inunda-se o mundo de informações sobre como agir perante ela, e no entanto essa doença, a obesidade, cresce no mundo todo!

Ela ficou interessada. Então não era tão fácil como pregavam as dietas da moda.

— Só para exemplificar, um hábito compulsivo de se alimentar acomete com frequência as mulheres em dieta. Elas comem de tudo e depois ou vomitam, ou tomam um diurético, um laxante ou outro tipo de medicamento, tentando contrabalancear o peso adquirido durante o episódio de compulsão.

Ela se identificou um pouco ao ouvir as palavras "diurético" e "laxante". Seus velhos amigos.

— Não gosto de usar a palavra "regime". Regime é sinônimo de "prisão", privação da liberdade de provar bons pratos. Regime tem conotação de fenômeno temporário. A maioria dos gordos ou está, ou não está de regime.

Antônia riu. Por mais que não quisesse, estava sempre tentando se privar de algo. E, céus, como odiava aquilo!

— Pode parecer engraçado, mas dietas engordam! O sujeito faz dieta, perde peso... e depois, como mantém? Em geral, volta ao estilo de vida anterior, e pronto: engorda de novo!

Por alguns segundos se viu longe dali, pegando o avião, já tendo tomado café da manhã, porém aceitando o lanchinho a bordo para forrar o estômago. Dizia que não almoçava, mas sempre pegava umas coxinhas na padaria mais próxima para não ficar de estômago vazio. À tarde, além dos biscoitos de água e sal, trazia bombons na bolsa para os momentos em que terminava os relatórios. E toda santa noite ingeria pelo menos três doses de alguma bebida. Dependendo do teor alcoólico, ainda mais. Cerveja estufava, mas ela conseguia tomar cinco ou seis garrafas long neck. Destilados eram um caso à parte, geralmente com gelo ou puros. Lembrou que sua geladeira vivia vazia, mas sua adega estava sempre cheia. Para a geladeira vazia, seu remédio era ligar para o serviço de entrega de comida mais próximo. Como não tinha paciência nem tempo para cozinhar, resolvia todos os problemas assim. Exercícios? Nunca dispensava uma escada rolante, e subia de elevador mesmo morando no primeiro andar.

As situações desagradáveis pelas quais passara eram bem piores que a saia rasgada na antessala da reunião. Antônia já se vira recusando convites para ir à praia com as amigas em feriados, justamente porque não se sentia em condições de vestir um biquíni. Com namorados, então, evitava ao máximo uma relação com as luzes acesas. E vivia experimentando as tais meias que comprimiam barriga, culote e todo o resto.

Era difícil se soltar numa pista de dança, quando esticava o happy hour, e raramente o fazia sem o apoio de suas muletas mais conhecidas — as caipirinhas caprichadas, que a faziam esquecer os quilinhos que a sabotavam.

O endocrinologista parecia ler seus pensamentos. Ela se perguntava como ia fazer para trabalhar o dia todo sem beliscar nada. Só ia perceber o quanto comia quando começasse a anotar os pontos. O bom daquela história toda era que não precisaria evitar almoços de negócios, como nas vezes em que fizera dietas mirabolantes e hiper-restritivas. Ele começou a enumerar algumas coisas que poderia fazer para aliviar as calorias desses almoços megacalóricos:

- evite o couvert. Inicie a refeição com uma salada de folhas com o molho à parte. Se pedir uma salada com proteínas (lascas de frango, por exemplo), ela deverá substituir o prato principal;

- se não conseguir ficar na salada, peça uma porção de carne ou peixe sem molho com legumes cozidos.

Mas, para Antônia, o maior desafio era a questão do álcool. Sabia que poderia apreciá-lo com prazer e moderação, e já estava sendo alertada sobre como o excesso prejudicava o fígado e elevava a pressão sanguínea. Atentou para o que o médico disse sobre beber moderadamente — no máximo duas doses de álcool por dia, no caso dos homens, ou uma única dose, no caso das mulheres.

— Emagrecer ou engordar é um pouco mais do que a simples diferença entre o consumo e o gasto de calorias. Esse equilíbrio é determinante e básico. Mas hoje sabemos também que algumas pessoas produzem no organismo mais ou menos gorduras que as outras, mesmo ingerindo e gastando em igual quantidade. A capacidade engordativa é diferente entre pessoas que consomem a mesma quantidade de calorias. E nunca se esqueça: os carboidratos não são os vilões do excesso de peso. São as gorduras.

Ela sabia daquilo tudo, mas ele resolveu explicar melhor:

— O organismo tem muito mais trabalho para transformar os carboidratos (como arroz, macarrão, pão, batata e açúcar) em gorduras. Das calorias que eles têm, 25% são gastas nesse processo. Agora, para que as gorduras que ingerimos sejam transformadas em tecido adiposo, apenas 4% das calorias são queimadas no processo. Um dos grandes problemas das gorduras é, sem dúvida, seu maior valor calórico. Um grama de gordura tem nove calorias, enquanto um grama de proteína ou de carboidrato tem quatro calorias.

Ela sabia também que deveria ter como meta um peso razoável, abandonando a ideia do peso ideal e procurando manter seu novo peso por um longo período depois que emagrecesse. Assim, o organismo se acostumaria e ficaria cada vez mais difícil voltar a engordar.

Como calcular seu IMC?

$$IMC = \frac{\text{Peso}}{\text{Altura x Altura}}$$

IMC	Situação
Abaixo de 18,5	Abaixo do peso
Entre 18,5 e 24,9	Peso normal
Entre 25,0 e 29,9	Acima do peso (sobrepeso)
Entre 30,0 e 34,9	Obesidade grau I
Entre 35,0 e 39,9	Obesidade grau II
40,0 e acima	Obesidade grau III

Exemplo:

$$\frac{\text{80kg}}{\text{1,80m x 1,80m}} = \text{24,69 (Normal)}$$

Ficha técnica das pacientes

MARIA

Peso: 85kg (antes da primeira gravidez tinha 65kg)
Altura: 1,65m
IMC: 31,2
Pré-diabetes
Pressão já subiu um pouco
Alguns aspectos de sua personalidade podem torná-la uma paciente a ser tratada com medicamentos, devido à compulsão
Meta: perder 15kg

ANTÔNIA

Peso: 80kg
Altura: 1,70m
IMC: 27,6
Meta: perder 10kg

REBECA

Peso: 76kg
Altura: 1,68m
IMC: 27
Meta: perder 8kg

Quantos pontos devo ingerir para emagrecer?

É preciso dizer que a perda de peso não ocorre da mesma forma para todas as pessoas, mesmo que com peso, altura, sexo, idade e atividade física idênticos.

Em todo o caso, para simplificar, direi qual o número de pontos que a princípio devem ser consumidos para obter uma perda de peso de aproximadamente meio a um quilo por semana, por pelo menos dois meses.

Se você não estiver obtendo esse resultado, sugiro que diminua 25 pontos do seu total diário ou aumente sua atividade física.

Por outro lado, se estiver emagrecendo muito (mais de um quilo por semana) e isso não for desejável, ou se estiver sentindo muita fome, aumente em 25 o número de pontos diários.

Como os homens perdem peso com mais facilidade do que as mulheres, vou separá-los em duas tabelas, levando também em conta a idade.

MÁXIMO DE PONTOS A SER ATINGIDO DIARIAMENTE (MULHERES)

Peso (kg)	Até os 50 anos de idade	Depois dos 50 anos de idade
Até 60	300	280
60-70	325	305
70-80	350	330
80-90	375	355
100-110	400	380
110-120	425	405
Mais de 120	450	430

MÁXIMO DE PONTOS A SER ATINGIDO DIARIAMENTE (HOMENS)		
Peso (kg)	Até os 50 anos de idade	Depois dos 50 anos de idade
Até 70	400	380
70-80	425	405
80-90	450	430
90-100	475	455
100-110	500	480
110-120	525	505
Mais de 120	550	530

Claro que cada um tem o seu ritmo, mas, conhecendo os valores dos pontos, pesando-se uma vez por semana e verificando os resultados, você poderá adaptar o número adequado para você.

Mais ainda: ao chegar a um peso adequado, você vai aprender a avaliar quantos pontos em média deve fazer para manter o novo peso e, principalmente, vai aprender a comer de tudo, com prazer, e ter o peso que deseja.

Usufrua dos pontos!

Tabela de pontos

Frituras: pontos × 3

Milanesa: pontos × 4

Temperos

Alecrim	0
Alho	0
Canela	0
Cheiro-verde	0
Cominho	0
Curry	0
Gengibre	0
Hortelã	0
Louro	0
Mostarda (grão)	0
Noz-moscada	0
Pimenta	0
Raiz-forte	0
Sal	0
Salsão	0
Suco de limão	0
Tomilho	0
Vinagre	0

Verduras

Acelga	0
Agrião	0
Alface	0
Alga marinha	0
Almeirão	0
Chicória	0
Couve	0
Erva-doce	0
Escarola	0
Espinafre	0
Jiló	0
Maxixe	0
Mostarda	0
Nabo	0
Pepino	0
Pimentão	0
Rabanete	0
Repolho	0
Rúcula	0
Salsão	0
Taioba	0
Tomate	0

Bebidas

Água	0
Café	0
Chá	0
Limonada	0

Legumes

Abóbora	10
Abobrinha	10
Alcachofra	10
Aspargo	10
Beringela	10
Beterraba	10
Brócolis	10
Broto de bambu	10
Broto de feijão	10
Cebola	10
Cebolinha	10
Cenoura	10
Chuchu	10
Cogumelo	10
Couve-flor	10
Ervilha fresca	10
Palmito	10
Quiabo	10
Vagem	10

Frutas

Abacate	1/4 de unidade pequena	11
Abacaxi	1 rodela pequena	11
Abricó	2 unidades	11
Ameixa	2 unidades pequenas	11
Amora	1 pires (chá)	11
Banana-maçã	1 unidade	11
Banana-nanica	1/2 unidade	11
Banana-ouro	2 unidades	11
Banana-prata	1 unidade	11
Caju	2 unidades	11
Caqui	1 unidade	11
Carambola	1 unidade	11
Cereja	10 unidades	11
Damasco seco	4 unidades	11
Figo fresco	1 unidade	11
Framboesa	1/2 copo	11
Fruta-do-conde	1/2 unidade	11
Goiaba	1 unidade	11
Grapefruit	1/2 unidade	11
Jabuticaba	1 pires (chá)	11
Kiwi	1 unidade	11
Laranja	1 unidade	11

Lima-da-pérsia	1 unidade	11
Maçã	1 unidade	11
Mamão	1 fatia pequena	11
Manga	1 unidade	11
Maracujá	1 unidade	11
Melancia	1 fatia média	11
Melão	1 fatia média	11
Morango	10 unidades	11
Nectarina	1 unidade	11
Papaia	$^1/_4$ de unidade	11
Pera	1 unidade	11
Pêssego	1 unidade	11
Pitanga	1 xícara (chá)	11
Salada de frutas	$^1/_2$ porção	11
Tâmara	2 unidades	11
Tangerina	1 unidade	11
Uva	12 unidades	11
Uva-passa	1 colher (sopa)	11

Gorduras

Manteiga	1 colher (chá) rasa	15
Margarina	1 colher (chá) rasa	15
Óleo	1 colher (chá) rasa	15
Azeite	1 colher (chá) rasa	15
Creme de leite	1 colher (sopa) rasa	15
Creme chantili	1 colher (sobremesa) rasa	15

Grãos e Farináceos

Arroz	2 colheres (sopa)	20
Aveia em flocos	1 colher (sopa)	20
Bardana	2 pedaços pequenos	20
Batata	1 unidade média	20
Batata-doce	1 unidade pequena	20
Creme de milho	1 colher (sopa)	20
Cuscuz	1 fatia média	20
Ervilha	4 colheres (sopa)	20
Farelo de aveia	1 colher (sopa)	20
Farelo de trigo	2 colheres (sopa)	20
Farinha de trigo	2 colheres (sopa)	20
Farofa	1 colher (sopa)	20
Fava	2 colheres (sopa)	20
Feijão	4 colheres (sopa) rasas	20
Feijão-branco	2 colheres (sopa)	20
Flocos de arroz	1 colher (sopa)	20
Flocos de milho	1 colher (sopa)	20
Fubá	1 colher (sopa)	20
Gergelim	1 colher (sobremesa)	20
Germe de trigo	1 colher (sopa)	20
Grão-de-bico	3 colheres (sopa)	20
Lentilha	4 colheres (sopa)	20

Alimento	Porção	
Macarrão cozido	1 xícara (chá)	20
Maisena	1 colher (sopa)	20
Mandioca	1 pedaço pequeno	20
Mandioquinha	3 pedaços pequenos	20
Matzá/ázimo	1 unidade	20
Milho verde	3 colheres (sopa)	20
Polenta assada	1 fatia pequena	20
Purê de batata	1 colher (sopa)	20
Risoto	1 1/2 colher (sopa)	20
Cereal matinal de milho	1 colher (sopa)	20
Goma para tapioca	2 colheres (sopa) rasas	20
Trigo-sarraceno	1 1/2 colher (sopa)	20
Pães e biscoitos salgados		
Cream-cracker	3 unidades	20
Biscoito de água e sal	3 unidades	20
Broa de milho	1/3 de unidade	20
Croissant	1/3 de unidade	20
Pão de centeio	1 fatia	20
Pão comum	1 fatia	20
Pão de forma	1 fatia	20
Pão de glúten	1 fatia	20
Pão de hambúrguer	1/3 de unidade	20
Pão de cachorro-quente	1/3 de unidade	20
Pão de leite	1 fatia	20
Pão de queijo	1 unidade pequena	20
Pão francês	1/2 unidade	20
Pão integral	1 fatia	20
Pão italiano	1 fatia pequena	20
Pão sírio	1 unidade pequena	20
Torrada	1 unidade	20
Carnes		
Almôndega	1 unidade média	25
Arenque defumado	1 porção pequena	25
Atum em conserva	1 colher (sopa)	25
Aves sem pele	1 porção pequena	25
Bacalhau	1 pires (café)	25
Cabrito	1 porção pequena	25
Camarão seco	1 colher (sopa)	25
Caranguejo	1 pires (chá)	25
Carne de soja	1 porção média	25
Carne magra de vaca	1 porção média	25
Carne moída	2 colheres (sopa)	25
Carne-seca	1 colher (sopa)	25

Coelho	1 porção pequena	25
Cordeiro	1 porção pequena	25
Fígado de boi	1 porção pequena	25
Hambúrguer	1 unidade	25
Lagosta	1 porção pequena	25
Língua	1 fatia fina	25
Linguiça	1 unidade	25
Lombo defumado	1 porção pequena	25
Lula	1 pires (chá)	25
Marisco	1 xícara (chá)	25
Miolo	1 porção pequena	25
Miúdos	1 porção pequena	25
Ostras/mexilhões	5 unidades médias	25
Ovo	1 unidade	25
Ovo de codorna	4 unidades	25
Peito de peru defumado	2 fatias finas	25
Peixe em conserva	1 colher (sopa)	25
Peixe fresco	1 porção média	25
Peixe salgado	1 porção pequena	25
Polvo	1 pires (chá)	25
Porco	1/2 porção pequena	25
Presunto	1 fatia fina	25
Quibe assado	1 fatia média	25
Quibe cru	1 porção média	25
Rã	1 pires (chá)	25
Rosbife	2 fatias finas	25
Salmão defumado	1 porção pequena	25
Salsicha	1 unidade	25
Sardinha em óleo	1 unidade	25
Sardinha em tomate	3 unidades	25
Sardinha fresca	5 unidades	25
Vieira	1 pires (chá)	25
Queijos		
Alouette natural	1 colher (sopa) rasa	25
Camembert	1 fatia pequena	25
Fondue	1 colher (sopa)	25
Gorgonzola	1 fatia pequena	25
Gruyère	1 fatia pequena	25
Minas	1 fatia média	25
Muçarela	1 fatia pequena	25
Muçarela de búfala	1/2 unidade	25
Parmesão	1 colher (sopa) rasa	25
Polenguinho	1 unidade	25
Prato	1 fatia pequena	25
Provolone	1 fatia pequena	25
Tofu	1 fatia grande	25
Requeijão	2 colheres (sobremesa)	25

Ricota	1 fatia grande	25
Roquefort	1 fatia pequena	25
Leite e derivados		
Coalhada seca	2 colheres (sopa)	42
Creme de leite	2 colheres (sopa)	42
Iogurte	1 copo = 200ml	42
Iogurte desnatado	2 copos = 400ml	42
Leite de soja	$^1/_2$ copo = 100ml	42
Leite integral	1 copo = 200ml	42
Leite integral em pó	$1^1/_2$ colher (sopa)	42
Leite desnatado	2 copos = 400ml	42
Aperitivos e lanches		
Amêndoa	1 unidade	5
Amendoim	1 colher (sopa)	45
Azeitona	1 unidade	5
Barra de cereais	1 unidade	28
Batata chips	80g	118
Batata frita	porção grande	110
Beirute	1 unidade	140
Biscoito de polvilho	50g	60
Castanha de caju	1 colher (sopa)	35
Caviar	4 colheres (chá)	25
Croquete	1 unidade pequena	10
Coxinha	1 unidade pequena	10
Empadinha	1 unidade pequena	10
Esfiha	1 unidade pequena	10
Folhado	1 unidade pequena	10
Hambúrguer	1 unidade	72
Misto-quente	1 unidade	90
Nozes	$^1/_2$ xícara (chá)	50
Pastel	1 unidade pequena	10
Patê de berinjela	1 colher (chá)	10
Patê de fígado	1 colher (chá)	15
Patê de galinha	1 colher (chá)	10
Pinhão cozido	1 xícara (chá)	40
Pistache	$^1/_2$ xícara (chá)	50
Quibe	1 unidade pequena	10
Sanduíche tipo americano	1 unidade	160
Tapioca	1 porção	90
Torresmo	1 colher (sopa)	30
Torta salgada	1 pedaço médio	50
Tremoço	1 xícara (chá)	55
Bebidas normais		
Água de coco	200ml	10
Batida de frutas	100ml	60

Caldo de cana	200ml	45
Cerveja ou chope	200ml	24
Gim	1 dose	40
Licor	1 dose	50
Refrigerante	200ml	22
Suco de maçã	1 caixinha	25
Suco de vegetais	1 caixinha	15
Saquê	1 dose	40
Vermute	1 dose	40
Vinho	1 taça	35
Vodca	1 dose	40
Uísque	1 dose	40
Linha diet e light		
Bala	1 unidade	2
Cappuccino	1 colher (chá)	5
Chocolate em pó	1 colher (chá)	10
Frozen yogurt	1 porção	17
Gelatina	1 taça	5
Geleia	1 colher (chá)	3
Groselha	2 colheres (sopa)	5
Iogurte	1 copo	18
Pudim	1 porção	20
Refresco	1 copo	5
Sorvete	1 bola	37
Picolé	1 unidade	12
Waffle	1 unidade	3
Doces		
Achocolatados	1 colher (sopa)	25
Açúcar	1 colher (sopa)	20
Açúcar mascavo	1 colher (sopa)	20
Alfajor	1 unidade	90
Arroz-doce	2 colheres (sopa)	35
Bala	1 unidade	6
Biscoito recheado	1 unidade	30
Bolachinha	3 unidades	25
Bolo simples	1 fatia	50
Bomba de creme	1 unidade	140
Brigadeiro	1 unidade	30
Canjica	2 colheres (sopa)	45
Chiclete	1 unidade	6
Chocolate	1 tablete pequeno	60
Coberturas	1 colher (sopa)	25
Cocada	1 unidade pequena	40
Coco ralado	1 colher (sopa)	15
Cookie	1 unidade	25

Doce de abóbora	1 colher (sopa)	35
Doce de leite	1 colher (sopa)	25
Fios de ovos	1 porção	70
Gelatina	1 taça	19
Goiabada	1 colher (sopa)	20
Leite de coco	1/2 copo	60
Maria-mole	1 unidade	40
Mel	1 colher (sopa)	17
Merengue	1 unidade	60
Musse de chocolate	1 taça	55
Paçoca	1 unidade	35
Pamonha	1 unidade	55
Panetone	1 fatia fina	35
Picolé com leite	1 unidade	40
Picolé de frutas	1 unidade	20
Pudim	1 fatia média	40
Sonho	1 unidade	100
Sorvete	1 bola	50
Suspiro	1 unidade pequena	25
Torta doce	1 fatia média	55
Massas		
Canelone	1 unidade média	20
Capelete	1/2 xícara (chá)	20
Lasanha	1 fatia média	170
Nhoque	3 colheres (sopa)	20
Panqueca	1 unidade	70
Pizza	1 fatia média	70
Ravióli	1/2 xícara (chá)	20
Pratos		
Bife à parmegiana	1 porção	135
Estrogonofe	2 colheres (sopa)	55
Feijoada	2 colheres (sopa)	25
Homos	1 colher (sopa)	30
Kafta	1 espetinho	60
Sashimi	1 porção	25
Suflê de legumes	1 porção média	40
Suflê de queijo	1 porção média	60
Sushi	1 unidade	15
Vatapá	1 porção	35
Molhos		
Bolonhesa	1 colher (sopa)	17
Branco	1 colher (sopa)	17
Ketchup	1 colher (sopa)	10
Inglês	1 colher (sopa)	7
Mostarda	1 colher (sopa)	7
Maionese	1 colher (sopa)	40

Camarão com catupiry	2 colheres (sopa)	50
Salada de maionese	1 colher (sopa)	55
Tabule, sem azeite	3 colheres (sopa)	20
Sopas		
Caldo de carne	1 concha	10
Caldo de galinha	1 concha	20
Canja, sem pele	1 concha	30
Consomê de carne	1 concha	5
Creme de aspargo	1 concha	30
Creme de cebola	1 concha	15
Creme de cogumelo	1 concha	30
Creme de ervilha	1 concha	35
Sopa de feijão--branco	1 concha	35
Sopa de vegetais, enlatada	1 concha	35

REBECA

Status

> Não quero encontrar o peso perdido.

Acordei com aquela vontade louca de atacar a geladeira antes de ir para o hospital. Normal. A geladeira deveria ter um alarme contra as minhas investidas. Mas, quando levantei, percebi que tinha agido com sabedoria na volta da consulta com o médico. Afixei às pressas a tal tabela dos pontos bem onde? Na minha grande amiga geladeira.

Ótimo. Assim posso ter o mínimo de consciência antes do café da manhã. Ou melhor, antes de abrir a geladeira como se não houvesse amanhã.

Como assim o suco de laranja tem trinta pontos e o suco de uva só tem 11?! Por que não me contaram isso antes? Tinha passado a vida tomando suco de laranja achando que estava fazendo um bom negócio... Doce ilusão!

Fiquei horrorizada ao saber que eu não tinha a menor noção da quantidade de calorias de cada alimento. Era chocante saber que um pão de queijo médio tinha o dobro de pontos de uma fatia de pão de forma. Ó, mundo cruel! Por que os alimentos já não vêm com a pontuação escrita?

Vamos lá: uma colher de chá de manteiga... Vinte pontos?! Nem pensar. Prefiro uma colher de sopa de requeijão light por dez pontinhos. Estava começando a me divertir com a tabela. Perceber como a gente é sem noção chega a ser estupidamente engraçado. O bom daquilo é que eu podia visualizar o porquê de eu sempre engordar, mesmo comendo pouco. Só o meu antigo café da manhã já tinha o número de pontos que eu deveria atingir ao final do dia. Não era eu que comia muito, as escolhas é que não favoreciam, mesmo! O suco de laranja, tudo bem, era uma escolha legal, mas ele tinha trinta pontos, e eu geralmente tomava dois copos! Cada fatia de mortadela tinha 15 pontos, e eu *recheava* meu pão francês, com fatias generosas de queijo prato e mortadela. O inofensivo polenguinho tinha vinte pontos, e eu levava a caixinha toda para ir comendo nos intervalos das consultas, achando que fazia um grande negócio, quando, na verdade, passava a manhã inteira enganando a fome, comendo coisas com muitas calorias. Caí para trás quando vi que o pão de queijo grande, meu velho amigo da cantina do hospital, tinha 89 pontos. Cada cachorro-quente tinha 132 pontos. Isso queria dizer que eu não precisava abrir mão da minha paixão, mas nos dias que fosse devorar o sanduíche era só não extrapolar no resto do dia.

E eu, que achava que engordava de ar, acabei me convencendo de que os sacos de pipoca de micro-ondas, que muitas vezes substituíam a janta, pareciam inofensivos, mas na verdade tinham cem pontos cada um! *Oh là là!* Por isso minha celulite estava sempre tão bem-alimentada...

E o maldito biscoito de polvilho que eu sempre comia no trânsito? Sessenta pontos? Parecia feito de vento! Mas a maior surpresa foi saber que o macarrão instantâneo — ó, delícia das cozinheiras que gostam de manter o fogão limpo — tinha nada mais nada menos que cem pontos.

O médico tinha dito que a tendência era memorizar os pontos do que eu mais comia, que com o tempo eu não ia ter que consultar mais meu caderninho.

Me senti ainda pior do que quando comecei a perceber que meu dinheiro ia pelo ralo e comecei a anotar cada centavo que gastava — e, céus, como eu gastava com coisas pequenas! No final do mês, parecia até que eu tinha comprado todos os móveis da sala, mas não sabia para onde tinha ido aquela grana toda. Era isso! Olhei no espelho, e, além de gorda, me achei burra. Burra por não ter percebido durante aquele tempo todo que achava que não comia nada e estava engordando feito uma vaca, sem fazer nenhuma orgia gastronômica.

Se uma fatia média de pizza de quatro queijos tinha 120 pontos — e, venhamos e convenhamos, eu era a mestra de comer pedaços de pizza na padaria quando saía do plantão de madrugada —, eu não ia emagrecer nem sob tortura.

Estabeleci a meta de fazer todas as refeições. Podia optar por concentrar a maior parte dos pontos numa super-refeição, mas achei melhor fazer um café da manhã decente, que não ia me deixar com fome, almoçar algo saudável, e ainda, uau, jantar! Nunca tinha perdido peso jantando. Ou cortava a janta, ou comia pipoquinha, macarrão instantâneo ou sanduíche. Ó, doce (ou melhor, amarga) ilusão.

Resolvi anotar algumas coisinhas no meu moleskine... Vai que...

Pequeno guia de sobrevivência do dia a dia

- coma devagar, mastigando bem os alimentos;
- adquira o hábito de deixar os restos no prato;
- não faça nenhuma outra atividade enquanto come (nem pensar em checar os e-mails pelo celular, ou ficar olhando para a tentadora televisão);
- tente aumentar a atividade física diária (essa é difícil, já que pego táxi até quando tenho que ir a duas quadras do consultório);
- comer menos calorias e gastar mais calorias, sempre (essa deveria ser a regra número um);
- mantenha um caderno sempre por perto e anote tudo o que comer ao longo do dia. Tipo de alimento, porção e número de pontos;

- não tente se enganar, queridinha: nada de comer e não contar os pontos (como se a sua calça não fosse denunciar o seu crime depois);
- parar para somar os pontos duas vezes ao dia;
- se estourar o limite de pontos algum dia, não fazer jejum para compensar;
- o tempero deve ser contabilizado à parte (essa devia ser conhecida como "Adeus, salada Caesar com aquele molho delicioso!");
- a cada cinco quilos perdidos, refaça os cálculos, porque o número de pontos gastos vai diminuir e a perda de peso será cada vez menor, a não ser que você diminua os pontos na alimentação;
- nunca coma menos de trezentos pontos por dia, porque abaixo dessa pontuação haverá uma carência nutricional. Se o peso não tiver chegado ao ideal, aumente a atividade física.

MARIA

Status

Feliz!!!

Estava tirando a roupa do varal e pensando em como as coisas faziam sentido. Era tão óbvio ver por que engordava que senti um pouco de vergonha do médico. Como pude achar que vinha fazendo a coisa certa?

Antes de mais nada, tinha ficado bem claro que pontos nada mais eram que calorias expressas de uma maneira mais simples e, ao meu ver, mais simpática. Isso fazia toda a diferença para uma gordinha.

Mesmo que eu estudasse a tabela, sabia que não ia adiantar. Era melhor me familiarizar com ela. Não era só uma questão de escolher o que eu ia comer. Ia ter que adaptar os almoços e os jantares das crianças. E, mais do que isso, tentar me controlar quando fizesse algo para elas.

Resolvi que nos dias em que fôssemos extrapolar, eu ia me segurar em uma das refeições, para poder jantar em família. Coisas de mãe que quer que a dieta dê certo, mas, mais do que tudo, quer que os filhos continuem comendo bem. Não que eles estivessem magros. Muito pelo contrário — pareciam mais cheinhos —, mas precisava mesmo rever a alimentação de toda a casa.

Adeus, biscoitos.

De repente tudo tinha ficado tão óbvio... A morte do papai. Era evidente que tinha sido uma sucessão de erros que haviam começado com o excesso de gordura no corpo. Não conseguia tirar da cabeça o que o médico dissera, que engordar, em geral, trazia muitos males. Os quilos aumentam, e com eles cresce o risco de doenças que podem matar. Fiquei surpresa com a explicação de que construímos nosso organismo com ácidos graxos, e que, quando eles estão sobrando, vão se acumulando nas células do fígado e podem até fazer com que ele pare de funcionar. Parar de funcionar. Que coisa louca... Um órgão para de funcionar porque a pessoa ingeriu algo que não podia, e em excesso. Lembrou-se do pâncreas, que ao ser invadido por ácidos graxos produzia menos insulina. Mas o pior era o coração, que ganhava gordura e ficava ineficiente.

Como a gordura podia ser assassina... E com um corpo obeso, até o sangue, coitado, circulava com dificuldade. E aí, essas varizes malditas... Ah, se a mamãe tivesse notado todos esses sinais no papai... Ele não dormia direito, roncava demais, o que podia desencadear uma parada respiratória a qualquer momento.

Fora a falta de autoestima, que era um capítulo à parte.

Quando será que vou voltar a me sentir bem com meu peso? Ia ser tão importante para o meu relacionamento, para mim! Eu iria querer me cuidar cada vez mais... Cuidar... Há quanto tempo não cuido de mim? Passei a cuidar do marido quando me casei, cuidei do primeiro filho, do segundo, do terceiro, e quando vi não sabia mais como era me cuidar... Comecei a ficar invisível, sempre cercando os outros de cuidados...

Acho que, quando o médico me perguntou por que eu engordava, eu já sabia a resposta.

Meu ambiente é muito favorável ao ganho de peso... Aqui em casa, todo mundo gosta de pratos extracalóricos, todo mundo come doce, adoro copiar receitas de sobremesas da televisão... Fora que quase todo final de semana acompanho as crianças em festas infantis... e me escondo atrás das mesas de docinhos. Roubo brigadeiro feito criança.

Não conseguia esquecer a frase: "Antes de olhar para todo mundo ao seu redor, procure pensar a respeito de quatro forças que, juntas, determinam quantos quilos você tem hoje: comer demais, gastar poucas calorias, produzir mais gordura e queimar menos gorduras."

Saber por que meu corpo está com esse peso ajuda muito a tomar as atitudes certas para emagrecer.

Acho que vou anotar o que ele disse para não esquecer nunca mais:

- É importante saber quanto você come. Você está sempre beliscando alimentos muito calóricos ou comendo pratos leves e exagerando nas porções?

No meu caso, era meio óbvio que eu fazia as duas coisas. Tanto beliscava de tudo entre as refeições como comia muito, até mesmo o que as crianças tinham deixado no prato e eu sentia pena de jogar fora. De qualquer forma, eu estava ingerindo mais do que o meu organismo conseguia gastar. Por isso estava gorda. Ou melhor: estou gorda em processo de emagrecimento.

Aliás, ele me fez uma pergunta importante: "Quanto você gasta?" Ele dizia que todos os órgãos consomem energia para trabalhar. Para uns mais, para outros, menos. Mas todo mundo consome, mesmo sem fazer exercícios. Mesmo parado, só aparentemente respirando. Ponto para os gordinhos. Mas que história é essa de que tem gente que gasta menos que os outros? Será que eu estava no topo da lista dos gordinhos com todos os problemas do mundo? Se bem que não é exatamente um problema seu organismo ser preguiçoso até na hora de gastar calorias — como o meu intestino, que só não é mais preguiçoso porque eu o ponho para funcionar rapidinho...

As anotações fizeram de mim uma espécie de gulosa compulsiva, cujo corpo adora armazenar gordura. Eu me identificava com todas as alternativas. Quanta gordura meu corpo produz? Não tenho a menor ideia, só sei que ele sabe muito bem fazer esse trabalho. Meu corpo vive me sabotando e estocando gordura, como se os alimentos do supermercado fossem se esgotar e eu fosse ficar sem comida durante noventa dias. Aliás, tenho a impressão de que, se isso acontecesse mesmo, as banhas iam olhar para mim e dizer: "Viu como nosso estoque foi bem-feito?" Porque, olha, está para nascer um corpinho mais infeliz para queimar gordura que o meu. Acho que ele se apega à gordurinha, só pode ser!

Aí, o doutor disse que quem passa a comer muito menos do que precisa vai ter um apetite de leão, depois de um tempo. E se após o emagrecimento com uma dieta a pessoa relaxa, a capacidade de engordar aumenta muito. Quer dizer: a idiota aqui vivia fazendo dieta, emagrecendo e engordando ainda mais em seguida, e nem percebia que podia *ter caroço naquele angu*. Não que eu emagrecesse, assim, dez quilos. Eram notáveis dois quilos, e, com sorte, muita água. As pessoas começavam a perguntar (talvez por educação) se eu tinha emagrecido — e pronto: já me achava no direito de parar a dieta. Via as roupas um pouquinho mais largas e tinha a sensação de que a Gisele Bündchen habitava meu corpo. Só voltava à realidade quando via fotos dos meus braços imensos. Aí tinha certeza de que o espelho de casa tinha sérios problemas em distorcer a realidade. Mas vamos deixar o espelho de lado, que ele ainda tem a função de me dar um apoio moral incrível quando finjo acreditar que ele está espelhando a realidade, quando na verdade faz as pessoas parecerem uns (alguns) bons quilos mais magras.

Quando parei para pensar em tudo isso, tudo, absolutamente tudo tinha lógica. As coisas tinham uma ligação que me deixava atordoada. O diabetes, a hipertensão, a minha tendência para taxas de triglicérides elevadas e para índices de HDL baixos. É evidente que uma coisa só piora a situação da outra. Só não vê quem não quer. Ou quem quer se enganar a vida toda e se entupir de remédios em vez de olhar para a alimentação de um jeito consciente.

Sério: emagrecer, e ainda melhorar a saúde, deveria ser o objetivo de vida das pessoas. Mas não, fulano está enchendo a pança em fast-food e lotando consultórios médicos. As pessoas não conseguem simplesmente se controlar? Olhar para a tabela de pontos? Tudo bem; sabia que, como ex-advogada, tinha essa tendência de lutar por algumas causas que achava valerem a pena. Mas aí está uma causa que realmente importa. Se não é por saúde, que já é o que mantém você vivo, deveria ser pela autoestima. E onde estava a minha? Como eu a deixei ir embora assim, sem nem me despedir? Como fiquei tantos anos andando com aquelas roupas horríveis e largas pela casa achando que meu marido ia me notar? Tudo bem, talvez não fossem só as roupas — aliás, com esse corpo, mesmo que eu colocasse um corpete preto ele não ia me olhar —, mas por que eu não fazia nada a respeito? Por que eu entrava naquela fossa de gorda e me afundava em chocolate? Por que eu praticamente pedia desculpas quando as pessoas passavam por mim na rua? Se eu tinha tanta vergonha assim de estar gorda, por que não agia?

Eram tantas perguntas sem resposta que nesse processo passei a entender muita coisa sobre mim. A primeira delas foi que, se eu não fizesse nada, ninguém ia fazer por mim. O Dr. X tinha deixado bem claro que, antes de mais nada, *eu* tinha que querer. E eu queria, muito, mas até aquele momento eu realmente não sabia que estava fazendo tudo errado. Não tinha levado aquela coisa toda a sério. Olhado o problema e o encarado como devia. Era como se eu olhasse para ele, virasse as costas e fosse embora. Ficava meio incomodada por ele estar ali, mas achava que podia resolvê-lo em outra hora. Agora eu realmente estava encarando o problema. E de tanto olhar para ele, vi que nem era tão complicado quanto eu imaginava. Sim, era um problema, mas não era impossível de solucionar. Era um que eu queria muito solucionar, acima de tudo.

Vi que o certo seria ajustar a porção dos alimentos em vez de proibir esse ou aquele item. Teria total liberdade de escolha, o que tornava tudo mais fácil. Ao mesmo tempo, olhar com consciência para a tabela de pontos me envergonhava. Era difícil admitir que eu tinha passado tanto tempo fazendo escolhas erradas, usando ingredientes que, além de não acrescentarem nada nutricionalmente, ainda eram supercalóricos. Por que eu tinha mania de fazer bife à milanesa? Por que eu adorava fritar coxinha à tarde para as crianças e nem me dava ao trabalho de cozinhar legumes? Isso até me deixou um pouco em crise. Como jamais pensei sob esse aspecto? Como eu — achando que as coisas eram gostosas para mim — oferecia aquilo aos meus filhos, sem sequer lhes dar a oportunidade de experimentar uma beterraba, um brócolis? Na minha casa quase nunca havia frutas, mas sempre tinha biscoito recheado.

Parecia até que o Dr. X estava falando no meu ouvido: "Nutrientes são substâncias contidas nos alimentos que desempenham funções específicas no organismo. Você pode até obter energia, mas um cardápio pouco diversificado certamente provoca deficiências no organismo. Quanto mais colorida a refeição, maior variedade de nutrientes ela terá."

Como eu conseguia ter convivido tanto tempo com o fato de alimentar minhas crianças à base de macarrão, carnes e batata frita? Era doloroso saber que, em parte, posso ter contribuído para péssimos hábitos alimentares dos meus filhos pelo resto da vida, e que, com essa genética da obesidade herdada, eles vão lutar contra a balança para sempre.

Olhei para as fotos da estante para me justificar um pouco, mas não consegui. Era até bonitinho vê-los gordinhos quando bebês. Mas não dava para suportar o fato de que eu criara crianças levemente obesas. Crianças que espelhavam uma mãe sedentária.

A partir daquele dia, resolvi que faria grandes mudanças. A primeira ia começar hoje. Buscá-los na escola e ir direto para um parque com uma bola. E eu jogaria futebol com eles. Quem disse que eu não ia me exercitar?

ANTÔNIA

Status

> Reconhecendo o que não tinha dado certo...

Começar a refeição com uma salada era relativamente fácil. Sabia que isso ia fazer com que não estivesse faminta ao chegar ao prato principal. O problema era comê-la sem molho algum. Mas até que não parecia tão difícil. Alcaparras, alecrim, *shoyu*... Os preferidos da minha mesa não valiam pontos... Sensação de vitória no ar! Tomar no máximo um copo de bebida nas refeições ia ser dose... "Dose", aliás, era a palavra que mais contava pontos. Só de dizê-la, já engordava. Como uma dose inofensiva de uísque poderia me custar trinta pontos? Ia ter que fazer bem as contas quando resolvesse *tomar uma* à noite.

Bom, de qualquer forma, meu maior problema é que como muito fora, na rua. Acho que o que o nosso endocrinologista me disse vale como regra geral. É bom eu anotar no iPad.

Feijoada das quartas-feiras

Óbvio que não são proibidas, porque, como disse o doutor, nada é proibido, mas agora não vou cair de boca nas carnes e na farofa. E eu, que pensei que a farofa era tão inofensiva, e é justamente a que mais tem calorias! Não preciso falar do torresmo, não é? Nem esquecer os pontos do óleo da couve frita. Ui, até a couve parece light, mas é gorda numa feijoada.

Logo a feijoada, que é um dos meus pratos favoritos... Caipirinha, nem pensar. Se pensar, tudo bem, mas sem açúcar.

Pegar leve no molho, comer arroz, feijão e só um pedaço da carne que escolher — seja ela uma linguiça, um lombo ou uma costela de boi. Parece justo.

Restaurante japonês

Ah, posso continuar indo ao japonês! Arigato!

O doutor disse que dá para saborear dez sashimis, quatro sushis, uma sopa de missô e um pires de shimeji. Ah, sem esquecer, é claro, de somar os pontos da colher de manteiga do shimeji.

Comida chinesa

Minha opção de entrega mais óbvia e mais barata.

Apostar na carne com legumes e brotos e fugir dos rolinhos primavera e camarões empanados. Ops! O tempurá também é um pecado mortal!

Restaurante francês

Tchau, quiches!

Mesa árabe

Vou de quibe assado e abobrinha recheada, os menos perigosos.

Pizzaria

Como quem está na chuva é para se molhar, na pizzaria todas as pizzas são calóricas. Não adianta ir de rúcula ou espinafre. Ela vai engordar do mesmo jeito. A solução é maneirar no almoço.

Churrascarias

Montar um prato de salada era fácil. Já as carnes... bem, não é tão difícil assim escolher as com menos gordura. Pelo menos são as que mais gosto.

Viagens

A regra geral é que não vale comer feito uma louca, mas também não dá para deixar de experimentar os pratos típicos.

O que não me saía da cabeça eram as perguntas do Dr. X. Ele insistia em saber se eu conhecia meu apetite e sabia quando estava com fome.

Atencioso, claro que ele me explicou que o fígado se ressente da falta de combustível, os hormônios caem, e a temperatura corporal diminui. Tudo isso se caracteriza como o alarme da fome. Mas claro que cada organismo reage de um jeito quando o alarme soa.

Ele disse que tem muita gente que afirma que o corpo fica mole e fraco. Outros sentem o cansaço bater na mente e não raciocinam direito. Alguns perdem o humor e ficam irritadiços. E muitos reclamam de dor de cabeça quando a fome bate. Acho que eu me incluo nessa categoria.

Aí, enquanto a gente come, o aumento do volume do estômago e a própria reposição dos estoques do corpo avisam ao cérebro que a situação está se normalizando. É a tal da saciação. O problema é que eu como tão depressa que mal dá tempo de a comida ser absorvida, e o corpo nem me avisa que já está saciado. A saciação é como se fosse uma ordem do cérebro para "cruzar os garfos".

A pergunta que não queria calar, para mim, era se dava para prolongar a sensação de saciedade. Ele disse que alguns nutrientes são capazes de prolongá-la mais do que outros. Nesse aspecto, as proteínas são as campeãs, e os peixes parecem promover mais saciedade que outros alimentos. Em seguida vêm as fibras e os carboidratos.

Era tão simples. Difícil era entender as mulheres que tomam milhares de pílulas por dia, não comem carne, não bebem (mas devem, pelo menos, fazer sexo com mais frequência que eu, suponho...). Aliás, esse negócio de não comer carne me irrita num grau... Já cheguei a me *apaixonar* por um cara da mesa ao lado do restaurante simplesmente por ele ter olhado de cara feia para a minha amiga vegetariana, que tinha acabado de recusar um presunto de Parma!

Também odeio quem não bebe. Tem gente que não bebe e não sabe lidar com quem tem uma vida mais, digamos, *agitada*. As minhas amigas mesmo, quando não estou presente, debatem meu problema com o álcool. A pergunta é: eu tenho um problema com álcool? Pensando bem, a pergunta deveria ser: elas são realmente minhas amigas? Porque amigas, amigas mesmo, não discutem a sua vida sem que você esteja presente! Um fato a ser lembrado quando eu estiver com elas compartilhando meus mais profundos segredos.

Lembro quando li aquele livro incrível, *Comer, rezar, amar*, e fiquei me achando a protagonista só porque tinha levado um cano de um garoto um pouco mais jovem que eu (bem, ele tinha metade da minha idade, mas ninguém dizia), e eu estava decidida a tirar um ano sabático só para curar o coração partido. Claro que elas me impediram, mas também me livraram de um rombo imenso na conta. Eu poderia ter conhecido um homem lindo feito o Javier Bardem na viagem? Poderia, mas, com o tamanho da minha cintura na época, era capaz de ele passar por mim e nem me notar. Ou, pior, notar e dar aquele sorriso amarelo de quem dá boa-tarde para as gordinhas desinteressantes.

Bom, por falar em cintura, preciso dar um jeito de fazer essa gordura da cintura desaparecer. O doutor disse que para os homens o ideal seria manter a cintura igual ou menor que 94 centímetros. Para as mulheres, a medida limite seria 80 centímetros. Hum... Mas tudo bem, como sabemos que "70% da população mundial com livre acesso à comida fez, faz ou fará algum tipo de tentativa para perder peso", talvez eu não seja uma aberração da natureza.

Isso me fez lembrar a vez em que eu estava em uma conferência, viajando a trabalho, e conheci um gringo maravilhoso que me fazia sentir uma deusa. Ele me cantava o tempo todo, me convidava para almoçar, para beber com ele... e tivemos um sexo maravilhoso, toda noite. Poucas vezes na vida me senti tão atraente e segura com um homem. Pois bem. Quando nos despedimos, quatro dias depois, ele me disse uma frase que eu nunca mais vou esquecer: ele tinha tara por gordinhas. Sim, ele disse isso com todas as letras. Eu, que estava me achando toda especial, vi que, na verdade, provavelmente todos os homens do mundo me olhavam e me achavam gordinha. Mas *ele* gostava de pele e muita carne. Ele gostava de mulheres recheadas. Ao contrário de 99% dos homens. Claro que ninguém merece mulher pele e osso, mas vamos combinar que eu preferiria ter dificuldade de engordar a ter dificuldade de emagrecer. Já pensou? "Ah, não encontro um jeans do meu tamanho... Vou ter que ir na seção infantil. Moça, você tem um 34?"

Mas eu me sentia confiante. O que mais me apavorava, sinceramente, depois daquela consulta, não era perder o peso — era manter o peso. Ele tinha dito com todas as letras: "Não adianta perder peso se não for possível manter o novo corpo." Será que eu seria capaz de controlar o peso?

Era bom eu estar sempre atenta. Observar o conjunto de refeições do dia — não só do almoço, ou do jantar. Ver tudo que tinha comido durante o dia, se estava variado o suficiente. Se tinha comido vegetais de uma cor no almoço, ia ter que optar por outras tonalidades de legumes no jantar, por exemplo.

Outra dica importante era tomar no máximo um copo de líquido nas refeições. Isso ia até ajudar a misturar a comida com sucos digestivos dentro do estômago. E evitar bebidas à base de leite no almoço e no jantar, já que o cálcio poderia prejudicar a absorção de outros nutrientes, como o ferro das carnes.

Então pode comer tudo? Pode, mas ele frisou: "Deixe as frituras em imersão, e receitas à milanesa no máximo uma vez por semana, porque são extremamente calóricas." Era bom comer de duas a quatro frutas durante o dia — de preferência diferentes entre si —, e ele falou um negócio que eu tive que anotar:

Mesmo sem ter consciência disso, as comidas são sempre associadas a lembranças, e se essas recordações forem positivas, teremos vontade de comer certas coisas para obter o tal conforto psicológico.

Ou seja, no meu caso, graças a Deus, o conforto psicológico estava na sopa. Lembrava a minha mãe fazendo sopa para mim toda vez que eu adoecia. Ter uma atenção especial da mãe quando se está doente não tem preço. Era engraçado como eu até lembrava o cheirinho da sopa, da hora em que ela misturava os legumes e colocava os temperos. E sentava comigo para que eu comesse tudo. Bons tempos.

No caso da Maria, parece que o que pegou foi a compulsão por doces. Mas pelo que eu entendi, quando existe uma compulsão por doces, por exemplo, deve existir uma baixa nos neurotransmissores, entre eles a serotonina e a dopamina, mensageiras cerebrais que têm a ver com a sensação de bem-estar. Era o único caso diferente. Kikinha e eu não precisaríamos de nenhum tipo de remédio.

Li que os estudos sobre a serotonina ajudaram não só a esclarecer alguns dos mecanismos de fome e saciedade como também as inter-relações entre o comer e a psique. Pessoas com nível de serotonina baixo no cérebro ficam ou depressivas e melancólicas, ou mal-humoradas. Níveis baixos de serotonina determinam uma voracidade particular por açúcar.

A ingestão de açúcar, por outro lado, restaura os níveis de serotonina e diminui a sensação desagradável. Isto é: a mesma substância, a serotonina, parece ser a responsável pela sensação de bem-estar e de saciedade, e sua queda determina a necessidade pessoal de comer açúcar, que restaura o "bem-estar", seguido por um complexo de culpa por ter comido doces.

No caso da Maria, seria dada uma substância que eleva os níveis de serotonina no hipotálamo. Assim, seriam restabelecidos os níveis de serotonina e a compulsão alimentar diminuiria, restaurando o bom humor. Mágico, não?

E sabe por que as mulheres ficam tão doidas por chocolate no período pré-menstrual? Porque os níveis de serotonina caem! Tudo explicado! Pode comer sem culpa! Por que não me disseram isso antes? Já perdi muito namorado por causa da maldita TPM, que me deixava num humor dos infernos! Se eu soubesse que era só comer chocolate para restaurar a serotonina...

Enfim, vamos falar do meu jantar de ontem. O Dr. X já tinha me dito que estava provado que, quando falta carboidrato no jantar, as chances de o açúcar diminuir no meio da noite são imensas. Isso pode levar a uma fome avassaladora pela manhã — se é que a pessoa vai resistir e não atacar a geladeira durante a madrugada. A única certeza que se tinha era que um jantar cheio de proteínas promoveria a perda de líquidos. Como se os tecidos do corpo desinchassem.

Lá fui eu fazer o teste. Comi uma picanha acebolada — ah, se eu soubesse que emagrecer era tão fácil! — e uma taça de vinho. Durante a noite percebi que urinei mais e acordei com a impressão de estar com menos barriga. Mas era só uma impressão — o que aconteceu foi que eu eliminei água do organismo. *Só isso!*

Vale lembrar que tirei toda a gordura da picanha antes de comer, claro. As gorduras engordam muito, e aí, pronto, cada grama de gordura tem incríveis nove calorias! Como bem sei que a gordura saturada fica depositada nas artérias (ai, que sofrimento), eu as dispensei com gosto. A carne estava maravilhosa. Bem-passada. Do jeitinho que eu gosto.

Hoje acordei mais cedo e resolvi caminhar. Fiz algo que não tinha feito nunca na vida, que é descer de escada, em vez de usar o elevador. E não é que não me cansei? Tudo bem que moro no segundo andar, e nem sei se conta como atividade física, mas para mim foi um avanço e tanto! Acho que eu nunca tinha ido fazer uma caminhada logo cedo. Mas é bem verdade que a atividade física não deve ser feita com um olhar na balança — os exercícios melhoram a disposição física e mental e diminuem o risco de vários problemas, como diabetes e males cardiovasculares. Isso me faz pensar no meu pai. Como uma atividade física teria feito bem a ele!

A parte boa da caminhada vem logo depois. Eu me sentia mais magra. Não que eu tenha perdido um quilo. Mas senti meu corpo reagindo, transpirando (tudo bem, fazia sol, e estamos num verão de quarenta graus *na sombra*), mas essa pode bem ser uma injeção de autoestima — se eu continuar fazendo todo dia.

Fora os gatos que saem para correr logo cedo. Cada homem! Quem sabe eu não emagreço e arranjo um namorado para fazer uma corridinha comigo, hein? Mas o melhor vem agora: os exercícios dão uma bela acalmada. Eu, que sou agitada, nervosa, fiquei mais tranquila o resto do dia. O Dr. X me explicou que o exercício libera endorfina, e essa substância afasta a ansiedade provocada pelo estresse diário (o que diminui as chances de eu tomar um drinque à noite para relaxar).

Mas às vezes não tenho culpa de o dia estar quente — e a cerveja estar geladinha. Mais pontos!

Vou anotar as recomendações do doutor no meu iPad.

- procure caminhar, no mínimo, meia hora diariamente;
- se um sedentário passa a caminhar vinte minutos todo dia, ao final do ano terá perdido entre três e quatro quilos — a longo prazo, faz diferença;
- nada de exagerar na malhação. Se você exagera, o corpo fabrica um hormônio ligado ao estresse, o cortisol. Aí, você passa a acumular gordura com mais facilidade;
- antes de mais nada, os gordos precisam verificar seu IMC. O ideal é que esse número esteja entre 20 e 25kg/m². E 40% dos adultos se encontram acima dessa faixa;
- o ganho, a manutenção e a perda de peso dependem da diferença entre as calorias que você ingere e aquelas que você gasta. Se você ingere mais calorias do que gasta, o balanço é positivo e sobrarão calorias no seu organismo, que em boa parte serão depositadas sob a forma de gordura. Agora, se você gasta mais calorias do que ingere, o balanço é negativo e calorias terão que ser retiradas do organismo;
- essas calorias estão estocadas no organismo sob diversas formas, mas principalmente sob a forma de gor-

duras. É fácil entender por que você emagrece numa situação de balanço energético negativo;

- para conseguir um balanço energético negativo, você pode:

  > comer menos calorias;

  > gastar mais calorias;

  > ou comer menos e gastar mais calorias.

- o maior mérito do sistema de pontos é que ele simplifica o cálculo e permite que você coma tudo o que quiser, desde que de maneira equilibrada. Mais ainda, ele ensina a comer para o resto da vida, além de incentivar a sua atividade física — pois, quanto maior ela for, melhor será o resultado;

- se você ganhou muito peso e, principalmente, se tem pressão alta, açúcar ou gorduras elevadas no sangue, problemas de coluna vertebral ou um histórico familiar muito comum de problemas coronarianos, por exemplo, é extremamente importante que perca peso.

- como emagrecer? Se engordamos porque comemos mais calorias do que gastamos, é obvio que para emagrecer é necessário alcançarmos um balanço energético negativo, queimando mais calorias do que são ingeridas. Portanto, não há nenhum método que permita emagrecer sem que a pessoa coma menos ou gaste mais calorias do que de costume. Embora pareça simples, e todas as pessoas com um mínimo grau de cultura já saibam disso, é evidente que a execução desse plano aparentemente banal é desafiadora.

REBECA

Uma vida inteira de loucuras e privações para perceber que eu tinha feito tudo errado. Mesmo sendo médica. Me senti uma pateta. As ironias da vida são realmente surpreendentes.

Passo os meus dias contando os pontos. Os primeiros foram mais chatos, porque fui muito rígida comigo mesma e não consegui deixar o que eu mais gostava para as principais refeições. Depois começou a ficar bem automático. Engraçado como agora eu olho para aquela coxinha da cantina do hospital, que antes parecia tão tentadora, e não consigo me imaginar ingerindo tantas calorias. Ou melhor, tantos pontos. É como se eu visualizasse aqueles pontos se somando na balança e eu engordando feito um balão cheio de ar.

Para mim, ficou muito evidente a forma como eu desperdiçava energia tentando emagrecer. Como era difícil e sufocante! Ao mesmo tempo, não fazia sentido nenhum. Como uma pessoa acredita que uma dieta de um mês vai mudar seu peso para a vida toda? Aquele efeito ioiô estava me matando aos poucos. E eu, cada vez que engordava, acabava mais gorda e perdendo a capacidade de emagrecer, graças àquelas dietas super-restritivas.

Nunca me esqueço da tal dieta da proteína. Um mês achando que eu seria como a princesa Kate — e um mês engordando como uma porca, sendo massacrada pela comida. Isso porque toda aquela falta de carboidratos me deixava louca de vontade de comer *justamente* carboidratos. E quando eu acabava a dieta, o que eu procurava? Só carboidratos.

Infelizmente, milagres não acontecem com o corpo da gente, como diz o Dr. X. Foi longo e árduo o caminho que me fez perceber como eu vinha errando, mas é a mais pura verdade. Estava gorda, sem autoestima, com uma crise de identidade que eu jamais tivera na vida. Sim, porque era difícil. Para mim, que pratiquei tanto exercício na adolescência, ter mudado radicalmente os meus hábitos com as provas do vestibular e com a entrada na faculdade... Até a personalidade! Antes eu podia até ser tímida, mas nunca tinha me escondido das pessoas, nunca tinha me escondido atrás das roupas... Nunca tinha me isolado tanto do mundo. Era difícil pra mim, que tinha sido uma adolescente tão vaidosa, me esquivar dos olhares masculinos por vergonha do meu corpo. Era difícil até admitir para mim mesma como me incomodava a ideia de me despir para alguém. E pensar que eu evitava contatos mais íntimos nos relacionamentos porque não conseguia me soltar... e acabava, claro, compensando na comida. Um círculo vicioso daqueles que a gente não consegue sair.

Fiquei com vergonha de não ter ido num endocrinologista antes. Logo eu, médica, não confiar na opinião de um especialista! E ainda ficar despeitada olhando para a amiga magra e fazendo observações tão ridículas. Ai, como as coisas ficaram claras para mim!

Voltar a caminhar também tem exercido um efeito fantástico sobre mim. Meu humor, que antes era praticamente depressivo, voltou a dar sinais de vida. A tal serotonina. E eu não precisava me privar de nada. A amada pizza podia continuar lá — desde que eu soubesse me controlar numa outra refeição. Fantástico.

Tive uma vontade monstruosa de entrar numa farmácia e me pesar, mas me contive. Não queria colocar tudo a perder. Mas eu me sentia mais leve. Talvez o peso da culpa também estivesse me deixando com o aspecto pesado. Me livrar dessas amarras, desse terrível vaivém de regimes, me fazia sentir livre. Me fazia ter controle. Eu, uma pessoa tão controladora, não consegui controlar minhas próprias vontades durante um bom tempo.

Claro que algumas providências foram tomadas. Ter a tal lista impressa na minha geladeira era uma delas. Checar os pontos antes de escolher os alimentos evitava que eu tomasse um baita susto depois. E fazia com que eu selecionasse melhor o que iria ingerir. A mudança nos hábitos era nítida. Eu conseguia ter *consciência*. A consciência que me faltava quando fazia dietas restritivas, que me deixavam *louca* para comer exatamente aquilo que eu não podia.

Evidente que ter um impulso inicial já ajuda muito. Saber que dessa vez eu faria certo me deu coragem para atacar em todas as frentes. Marquei massagem redutora, fui procurar uma academia para mulheres... Sim, porque eu *ainda* não tinha coragem de entrar em uma academia. Preferia emagrecer primeiro. Olha a autoestima de novo... Mas sabia que tinha que começar de alguma maneira.

Naquela semana, resolvi visitar a minha mãe. Sabia que poderia colocar tudo a perder, mas resolvi ir. Quem sabe ela não reparava que eu tinha "enxugado" a silhueta? Faltavam alguns dias para a próxima consulta com o endocrinologista.

O diálogo foi mais ou menos assim:

— Oi.

— Oi, mãe, tudo bem?

— Nossa, o que aconteceu com você?

— Comigo? Por quê?

— Está com o rosto chupado. Vem trabalhando demais?

Sim, era com felicidade que eu notava que ela tinha percebido meu emagrecimento. Mas, como não podia deixar de ser, ela fez isso da pior forma possível — me detonando de alguma maneira, como sempre.

— Mãe, você quer dizer que eu estou com o rosto mais *magro*?

— É. Mas você fica bem cheinha. Fica com a cara mais simpática.

Pronto. Eu sabia que ela ia me sabotar de alguma maneira. Era a primeira vez que eu ia lá depois do início do programa de pontos, e juro que sabia que ia rolar algum tipo de abordagem mais agressiva. Ela *gostava* de colocar as filhas para baixo — por algum motivo obscuro, sem dúvida, mas era tão nítido que me dava náuseas.

Graças à minha péssima autoestima (que já estava quase melhorando), saí da casa dela detonada. Me sentia feia, mesmo emagrecendo. Era como se minha mãe tivesse o poder de sempre me colocar para baixo. Isso me fazia lembrar de quando eu passei para medicina, depois de dois anos estudando para entrar numa universidade pública. Ela olhou o resultado e disse: "Também, depois de dois anos estudando, só não passaria se fosse muito burra." Era o estilo dela de evidenciar sempre o pior das melhores situações. De fazer com que a sua vitória parecesse comum, ou pior, que parecesse uma quase derrota.

Pensei em procurar uma terapeuta — por anos — para me livrar daquele comentário. E eu só conseguia perceber o quanto tudo aquilo nos afetou (Antônia e Maria também foram vítimas dos ataques) depois de adulta. As três sofriam com a baixa autoestima. Era de dar pena.

Antônia até parecia segura de si, mas usava "muletas". Ela não era nada sem a bebida. Maria, coitada, tinha se casado na tentativa de se escorar no marido, mas ele piorava ainda mais o estado dela, evidenciando o excesso de peso e a deixando ainda mais descontente.

Percebi como eu era cruel às vezes. Com a própria Helena, do trabalho. Em vez de tratá-la com admiração, a tratava com despeito. Mas tinha aprendido a agir assim, durante a vida inteira... Uma vida inteira de relacionamentos completamente desastrosos. E eu tentando sair dos destroços. Tentando emagrecer para me tornar "alguém". Nunca tentei perder peso *para me agradar*. Era sempre para os outros. Ou um namorado novo, ou a amiga...

Que vida difícil eu estava tendo até então...

MARIA

Vida difícil? Alto lá. Antes de falar em vida difícil, leia a minha história. Você vai sentar e chorar.

Bem, quando percebi que as coisas poderiam melhorar e tomei as tais providências do Dr. X — quando comecei a me alimentar melhor e a preparar alimentos mais saudáveis e menos calóricos para meus filhos —, sabe o que ouvi do meu marido? Que, agora, nem cozinhar mais eu sabia. Que só fazia coisas sem gosto.

Pensei imediatamente em colocá-lo para fora de casa, mas percebi que, se fizesse isso, as chances de eu voltar a engordar — por pura carência, óbvio — seriam enormes. Ei, mas espere aí, eu disse carência? E por acaso ele faz alguma coisa para me dar carinho? Só vive me azucrinando, dizendo o quanto estou gorda!

Coloquei ele para fora de casa. Não aguentei. Coloquei mesmo.

Nos primeiros dias foi muito difícil, principalmente para as crianças. Mas aí percebi que eu ficava *muito* melhor sem ele. O que foi um choque, porque eu achava que dependia dele, mas ele andava tirando tanto a minha energia, minando minha autoestima, que foi só ele sair para eu perceber que não *precisava* dele. Financeiramente sim, claro. Mas ele tinha que continuar sustentando as crianças e pagando as contas da casa. Se fôssemos realmente nos separar, ia ter que rolar pelo menos uma boa pensão para os três filhos.

O bom dessa história toda foi não ter que esperar a aprovação dele para nada. Não ter que cozinhar esperando um elogio, ou limpar a casa imaginando que ele fosse dizer "Nossa, como a privada está bonita hoje, parabéns". Com isso, passei a me divertir mais, a ganhar com isso.

Pegava as crianças na escola e ia passear no parque, jogar bola, fazer coisas que nunca tinha feito, porque me sentia mal de não estar em casa deixando-a absolutamente impecável para quando o marido chegasse.

As crianças, claro, perceberam a ausência do pai, mas não ligaram muito. Quando ele estava junto, só reclamava de tudo e mal dava atenção de fato.

Emagrecer sem ele foi *muito* mais fácil, porque eu me sentia na obrigação de me tornar uma mulher mais atraente. Talvez para jogar na cara dele da próxima vez que o visse. Acabei pedindo dinheiro emprestado da Antônia, mas ela topou com o maior prazer. Ela adorou eu ter colocado ele para fora de casa — na verdade, me pagou um dia de spa completo e, de quebra, uma babá para ficar com as crianças enquanto eu me arrumava. Pintei o cabelo, fiz hidratação, massagens, unha... Não fazia tudo aquilo desde o dia do casamento, em que tivera um dia da noiva fantástico (ah, se eu soubesse!).

Toda essa transformação, claro, teve um impacto excelente na melhora da minha autoestima. Passei a me cobrar para andar de bicicleta com as crianças pelo menos duas vezes por semana, além das outras atividades que fazíamos juntos. O mais impressionante é que eu não morri quando vi que a casa estava um caos no sábado — convoquei uma "força-tarefa" com os pequenos e limpamos tudo juntos. Foi pura diversão!

Tudo bem, cometi um pequeno deslize levando-os para a sorveteria depois, mas consegui me conter e comer apenas uma bola de sorvete, descontando os pontos para ficar com uma saladinha no jantar. Sim, era possível emagrecer comendo sorvete. Como aquilo me deixava feliz!

Mas uma coisa me assustou durante o processo, e preciso contar isso aqui. Recebi um convite para assistir a esse documentário chamado *Além do peso*, que falava justamente da questão da péssima alimentação das crianças, algo que estava criando uma pandemia mundial de sobrepeso. Fiquei realmente assustada. Relatos de crianças que nem sabiam o que eram legumes, verduras e frutas e se empanturravam de alimentos industrializados e cheios de açúcar, como biscoitos, salgadinhos, refrigerantes, fast-food. Quando assisti àquilo, percebi a responsabilidade que tinha com meus filhos para que não repetissem o meu quadro. Como eu poderia me perdoar se os colocasse numa situação como aquela, de obesidade na infância? Crianças e adolescentes com diabetes, com problemas coronários, simplesmente porque os pais não tiveram a responsabilidade de alimentá-los de forma nutritiva? Para mim, foi o segundo grande passo para uma mudança radical dentro da minha casa. Reduzi ao máximo os biscoitos recheados, antes tão presentes nos nossos armários; parei de comprar refrigerantes e salgadinhos e mudei os hábitos alimentares de toda a família. Eu era conivente com eles quando não queriam comer legumes e se empanturravam de batata frita. É óbvio que não comeriam os tais legumes com uma bandeja de fritas diante deles! O mal que as frituras poderiam fazer ao organismo daquelas crianças me gerou um mal-estar muito grande. Por ignorância, eu tinha feito tudo errado, a vida toda, colocando a vida dos meus filhos em risco. E aquilo era forte demais para mim.

As frituras foram sendo substituídas por alimentos grelhados, e apostei em receitas de legumes que os deixavam mais atraentes. Claro que tive que me virar do avesso para encontrar na internet algumas maneiras de apresentá-los de maneira mais atrativa. Mas valia a pena. E a satisfação em vê-los comendo coisas saudáveis me deixava emocionada. Como eu podia ter errado tanto na alimentação deles? Como pude empurrá-los para a beira de uma pandemia, ou melhor, de uma obesidade que assolaria a vida deles no futuro, simplesmente por maus hábitos adquiridos na infância, com uma mãe desatenta e irresponsável?

ANTÔNIA

Definitivamente eu estava passando por dias que não lembravam *em nada* estar em dieta. Eu não me privava de nenhum alimento de que gostava, e só mantinha as rédeas dos pontos de cada coisa que comia — ou bebia.

A grande verdade é que eu nunca tinha encarado de verdade o problema da obesidade da família. Era apenas um "excesso de gostosura" no início, mas, desde que meu pai morrera, por problemas desencadeados por péssimos hábitos alimentares e sedentarismo, eu percebera que algo estava muito errado com a *minha* forma de encarar aquilo tudo. Foi duro admitir, mas visitar um especialista, um endocrinologista que resgatou todo o meu histórico familiar, me trouxe uma certa dose de responsabilidade.

Eu sabia que era responsável por aquilo que ingeria, que teria que ficar mais atenta, em vez de sucumbir a vontades e desejos que pareciam irrefreáveis. Não era engraçada a forma como meu pai tinha morrido. Não era nada divertido pensar em problemas coronários futuros. Nem em uma vida interrompida na metade por conta dos excessos.

Sim, eu era responsável pelo futuro que queria para o meu corpo. Se eu plantasse os maus hábitos, certamente colheria os mesmos frutos que o meu pai. Essa era a maldição da hereditariedade, que podia se tornar uma bênção caso eu respeitasse os sinais de perigo. Porque ela sinalizava o caminho bom e o ruim.

A difícil arte de conciliar os prazeres mundanos com os hábitos que ficavam para a vida toda... E eu tinha — a vida toda — me jogado nos tais prazeres. Eles eram os responsáveis pelo que eu colhia. Não dava para ignorar a gordura localizada, o excesso dela por todo o corpo, entupindo artérias, aumentando a pressão, deteriorando a minha saúde. Era evidente que, mais cedo ou mais tarde, eu teria algum tipo de problema sério de saúde. Ou um daqueles infartos fulminantes, como o que pegara meu pai "de surpresa". Nessas horas eu me lembrava do Dr. X me explicando que, enquanto comemos, o aumento do volume do estômago e a própria reposição dos estoques do corpo avisam o cérebro de que a situação está se normalizando. Isso é o que definimos como saciação. Quando os ácidos graxos das gorduras e a glicose dos carboidratos são absorvidos no intestino e caem na circulação sanguínea, há o aumento de determinados hormônios, como o GLP1, e a inibição de uma substância chamada grelina, o grande estopim das reações em cadeia da fome. Quando ela é bloqueada, uma área da massa cinzenta chamada hipotálamo ordena: "Pare já de comer!" O problema é que algumas pessoas comem tão depressa que mal dá tempo de a comida ser absorvida e de a grelina ser interrompida. Isto é — quando o aviso para parar de comer é disparado, elas já estão várias garfadas à frente...

Meu diário estava recheado de novidades.

Com exceção da gordura trans, você pode comer um pouco de tudo para garantir que seu corpo não sinta falta de nenhum nutriente. Nutrientes são substâncias contidas nos alimentos que desempenham funções específicas no organismo. Você pode até obter energia, mas um cardápio pouco diversificado leva as pessoas a desistir da dieta e gera deficiências. Quando isso acontece, algo vai emperrar no seu corpo — inclusive o próprio processo de emagrecimento.

Existem os macronutrientes — aqueles de que você precisa em uma quantidade relativamente alta (proteínas, gorduras e carboidratos) — e os micronutrientes — vitaminas e sais minerais que precisam ser ingeridos em quantidades mínimas.

Existem também as fibras, que não se encaixam em nenhum desses grupos, mas desempenham vários papéis para a saúde.

Com isso em mente, saiba que as principais refeições — café da manhã, almoço e jantar — devem obedecer à seguinte proporção:

- de 50 a 60% de alimentos ricos em carboidratos, de preferência complexos, como os grãos integrais;
- de 10 a 15% de fontes de proteína;
- de 25 a 35% de gorduras, priorizando as monoinsaturadas e as poli-insaturadas.

Quem precisa comer até 330 pontos por dia deve:

- gastar entre 165 e 198 pontos com alimentos ricos em carboidratos;
- deixar entre 33 e 50 pontos para as fontes de proteína;
- reservar no máximo 115 pontos para os itens gordurosos.

MARIA

Fulano ficou diabético porque comia doce demais. Esse é um mito ou uma verdade?

Sempre me perguntei isso. E cada vez que lembrava a resposta do médico, eu ficava mais tranquila, embora permanecesse na zona de risco: "Olha, fulano ficou diabético porque engordou, e o ganho de peso ocasionou o diabetes. Nos Estados Unidos, 23% dos adolescentes são diabéticos." É um dado alarmante, que me assusta demais. O diabetes ocasionado pela obesidade.

As coisas estão indo bem por aqui. Anoto todas as dicas do nosso endocrinologista no computador e as repasso mentalmente sempre que necessário. Sinto que estou desinchando.

Li uma matéria dele interessantíssima que ensinava a controlar o consumo de açúcar e fiquei sabendo que os carboidratos também podem ser considerados açúcares, embora as pessoas imaginem que açúcar seja aquela coisa doce e só. A questão é que, quando você come, eles imediatamente viram açúcar no sangue.

Eu, que achava que havia uma grande diferença entre açúcar mascavo e açúcar refinado, fiquei sabendo que ambos vêm da cana-de-açúcar, ambos têm a mesma origem. A diferença é que, quando ele é refinado, perde um pouco das vitaminas do outro açúcar, nada mais.

Na matéria ele também dizia que suco não deve ser adoçado. Eu tinha essa mania, que minha mãe impusera quando éramos crianças. Percebi que os sucos já são doces o suficiente e que tem uma coisa muito esquisita acontecendo: queremos cada vez mais deixar doce o que já é doce e cada vez mais salgado o que já é salgado. Como diz o Dr. X, é uma distorção do paladar que faz você se acostumar de tanto adoçar e salgar, querendo tudo sempre mais doce e mais salgado.

Não faz mal restringir a ingestão de açúcar. O que faz mal é restringir carboidratos, como na Dieta Atkins. Claro que eu devo evitar o açúcar. Estou acima do peso, com triglicérides altos, glicemia alta...

Fiquei sabendo que as mulheres têm mais compulsão alimentar que os homens. A compulsão alimentar se manifesta mais na gente por uma vontade de comer mais produtos açucarados. É a tal da fissura por açúcar e por alimentos doces, como o chocolate. Na famosa TPM, por exemplo, muitas mulheres sentem uma vontade danada de comer açúcar.

Mas uma característica peculiar minha, que tenho deficiência de serotonina, é que eu comia o açúcar, mas depois tinha mal-estar por ingeri-lo.

O consumo de gordura aqui em casa também sofreu uma grande revolução. Tirando biscoitos e alimentos gordurosos de casa, percebi o quanto estava errada em relação à alimentação das crianças. Realmente, quando você começa a comer gordura desde pequeno, seu cérebro fica quase queimado. Você tem vontade de comer gordura o resto da vida.

Se a criança se acostuma com esse paladar desde pequena, não vai querer o brócolis, a vagem. Quando a criança começa a ter o paladar, começa a ficar mais aderente a isso. O Dr. X usava muito essa palavra, "aderente", em vez de "dependente".

Se você pensar bem, vai ver que a alimentação infantil começa bem — com a introdução de legumes nos primeiros anos de vida. São os pais que começam a oferecer os alimentos gordurosos, achando que estão agradando o paladar dos pequenos.

O que o doutor me explicou e me fez perceber é que a criança que só come gordura vai ficar doente. Vai ficar com arteriosclerose. Para mudar isso, eu tinha que mudar o hábito da família. Porque, mais que estragar o meu paladar, eu fiz isso com os meus filhos. A introdução alimentar fica gravada na memória, e quando a mãe introduz os alimentos de uma forma saudável os filhos têm uma memória afetiva daquele alimento e passam a consumir sempre. Soube pelo doutor que populações que comem mais verduras e legumes vivem mais tempo, têm menos problemas cardiovasculares e são mais saudáveis.

Isso é evidente. Está em todos os estudos. Mas ninguém enxerga.

Foi vital aprender sobre os pontos de cada alimento. Percebi a importância de mudar nossos hábitos para emagrecer. E também entendi por que algumas pessoas se irritam com a mudança... porque estão acostumadas a ficarem paradas, sedentárias e comendo sem critério — e mudanças exigem algum esforço.

Comer de tudo, como o sistema de pontos indica, é vital para o regime. Se você ficar no filezinho grelhado com alface, é provável que a sua dieta não dure mais de uma semana!

REBECA

Acho que as três estão se saindo bem com a tabela. Faça chuva ou faça sol, não adianta — você precisa contar os pontos do que ingeriu. Esses dias eu estava conversando com uma paciente que vai se casar e percebi que as pessoas estão ficando loucas para eliminar o peso; ela quer se casar "modelo", fica em jejum o dia todo e já desmaiou três vezes. Como uma pessoa assim acha que vai conseguir perder peso? É a tal da "noivorexia"!

Tenho readquirido o hábito de tomar café da manhã, o que o Dr. X me contou que é muito importante, e faz toda a diferença. Sem o café, eu chegava no hospital e logo comia uma coisa gordurosa na cantina. Empadinha, coxinha e afins...

Estou levando frutas na bolsa também, o que mudou bastante minha disposição quando a fome me deixa meio tonta.

Li também algumas coisas sobre o poder dos antioxidantes naturais. Resolvi anotar e incorporar no meu dia a dia. Era a tal da chia, que estava fazendo um sucesso danado.

- carne vermelha, por exemplo, pode funcionar como oxidante, por causa do excesso de ferro;
- é importante ajustar a porção — as crianças, por exemplo, não devem fazer pratos de adultos. A ingestão em excesso de alimentos acaba oxidando o organismo (vou contar isso para a Maria);
- a chia fornece um poder antioxidante e nutritivo, além da saciedade. Se você está saciada, vai emagrecer porque vai comer menos;
- se o objetivo da pessoa é ter menos fome, é bom misturar a chia num suco, antes da refeição, para ter a sensação de saciedade;
- misturar azeite com alecrim, manjericão ou orégano. Você terá um produto para consumir por 15 dias com ótimo poder antioxidante;

- não troque alimento por cápsula. Nunca. Você não tem tempo, mas pode tomar um suco, um alimento "colorido", comer num restaurante a quilo, fazer uma sopa, congelar e aquecê-la antes de sair do trabalho, para não ir estudar sem jantar, por exemplo. Ou fazer um sanduíche com pasta de atum ou de frango. Não tem desculpa;
- cravo na água. Coloque, para cada 500ml, cinco dentes de cravo. Os óleos aromáticos saborizam em meia hora, melhoram a digestão e são um poderoso antioxidante.

MARIA

Na primeira vez que entrei no consultório do Dr. X, não acreditava que algo fosse dar certo. Não que eu fosse uma pessoa sem fé — longe disso —, é que ao longo dos anos tinha percebido como alimentar certas esperanças me frustrava demais, ao constatar que algo poderia não acontecer como eu imaginava nos meus sonhos. Ter um corpo perfeito já era um sonho impossível. Eu me contentava só em emagrecer uns dois ou três quilos. Quando o doutor disse que eu poderia perder até 15 quilos com o programa de pontos, tive uma certa resistência. Tinha medo de acreditar que aquilo era possível. Talvez porque soubesse que o esforço seria grande. Com 1,65m e 85 quilos, era difícil imaginar algo que desse certo àquela altura do campeonato. Já me sentia derrotada sem nem tentar algo eficaz contra aquela perseguidora obesidade.

Me recordo das sensações que se passaram quando ele comentou o que poderia acontecer caso eu encarasse aquele desafio. Primeiro achei que não fosse capaz — como acontecia na maioria das vezes em que eu era desafiada. E não que minha vida inteira tenha sido construída com uma imagem de mulher fraca. Na época em que me formei, achava que teria o mundo em minhas mãos. Aos poucos, com a maternidade, essa invencibilidade foi dando lugar a uma realidade na qual não cabiam suposições. Cuidar de filhos nos dá essa capacidade de acreditar que podemos vencer o mundo. No meu caso, depois de três, acreditava mesmo era que seria engolida por ele. As responsabilidades, as decisões, tudo que dizia respeito às crianças exigia de mim uma energia sobrenatural. Era como se não restassem forças para mais nenhum desafio além de encarar a criação de três filhos. Perder 15 quilos era como se me dissessem para me livrar de todo o peso extra que me acompanhou durante aqueles longos anos. E não era pouca coisa — o casamento falido, a depressão pós-parto, as gestações complicadas, a escolha de parar de trabalhar para ficar mais tempo com as crianças... Tudo isso era como se fosse uma couraça que tinha se estocado no meu corpo na forma de gordura, e que de certa forma me livrava do peso da perfeição, me deixava longe do meu marido, me escondia do mundo.

Quando refiz mentalmente o caminho que me levou ao hábito de comer compulsivamente, imaginei que poderia classificar aquela loucura por comida como desespero. Desespero diante daquilo que eu não conseguia mudar por dentro. Desespero de quem não conseguia pedir ajuda, como se eu estivesse em um buraco esperando o resgate, sem gritar por socorro.

Só de lembrar os ataques à despensa quando as crianças estavam na escola, tenho vontade de chorar. Eles demonstravam uma Maria fraca, consumida pelo desejo irrefreável de comer doces. E eu abastecia esse desejo, enchendo os armários com todos os tipos de porcarias existentes no supermercado. Era como fugir de um problema que eu não conseguia solucionar e achava que não tinha solução.

Hoje reconheço que sem ajuda eu não conseguiria parar. Foi necessário reconhecer todos os erros que me faziam errar ainda mais. Toda a insatisfação que crescia depois que parei de trabalhar para ficar com as crianças em casa. Toda a falta de autoestima ocasionada pelos inúmeros ataques do meu marido, que faziam com que a compulsão só aumentasse.

Foram anos até entender que era algo hereditário. Que aquela Maria de 85 quilos não existia só nas minhas sombras. Ela era real. Tão real quanto o tamanho e a espessura dos meus braços flácidos nas fotos de fim de ano em que eu teimava em não aparecer. Tinha medo de deixar registros daquela criatura que não tinha cuidado consigo mesma e nem sequer pensava em tentar ter uma vida um pouco mais saudável, ou condizente com a realidade de quem tem um pai que morreu de um infarto ocasionado pela obesidade.

Olhar para aquela Maria, com 85 quilos, nas fotos, hoje, um ano depois daquela jornada, me faz pensar: "Como deixei que aquilo acontecesse comigo?" Pensar que em um ano atrás eu tinha 12 quilos a mais era uma vitória. Era uma vitória saber que eu tinha conseguido superar aquela sucessão de erros. E não existia fórmula para o sucesso.

Ler sobre os valores nutricionais dos alimentos, saber o que eu estava ingerindo e como estava abastecendo meu corpo — antes de perder peso — me apavoraram. E o que mais me chocou nessa história toda foi perceber como eu poderia destruir a vida dos meus filhos com aquela alimentação pobre em nutrientes.

O "antes e depois" me fez perceber como deixamos que outros aspectos nos motivem a cavar nosso próprio buraco. Com meu antigo marido (ah, eu não contei que me separei?), eu jamais teria a autoestima necessária para me reerguer. Ele é daquelas pessoas que sugam a pouca energia que nos resta, nos colocam para baixo — e, mesmo que eu emagrecesse, ele encontraria outros defeitos para apontar e me deixar com aquela sensação de fracasso. Mas eu era tão insegura que não conseguia me imaginar sozinha. O pontapé inicial foi esse — parar de querer agradá-lo. Nos divorciamos, ele paga a pensão das crianças, e eu estou até pensando em voltar a trabalhar.

Meus filhos ganharam uma mãe que os leva para jogar bola, andar de bicicleta, e incentiva todo o tipo de atividade fora de casa, em vez dos videogames e desenhos em frente à tevê, o que os deixava ainda mais gordinhos e movidos pelo sedentarismo.

Com essa mudança, as crianças chegam famintas em casa, comem o que tem no prato — geralmente legumes, feijão, arroz e carne — e não reclamam que querem macarrão, hambúrguer ou biscoito — o que geralmente os satisfazia quando a Maria de 85 quilos comandava a cozinha.

Claro que tive que conversar muito com eles, e a mudança não aconteceu da noite para o dia. Foi gradual e desafiadora. Em alguns momentos acreditei que fosse parar. Que fosse me entregar aos congelados, às massas. Mas com a tabela de pontos percebi que poderia me satisfazer com essas delícias nos fins de semana. Ou quando desse muita vontade. Sem me privar de nada, perdi os 12 quilos que estavam em excesso no meu corpo.

Minha nova rotina inclui uma caminhada diária de uma hora após deixar as crianças na escola. Volto para casa e arrumo o que consigo. Contratei uma diarista, que vem duas vezes por semana para ajudar. E ela também me ajuda a me controlar, porque sabe que estou comprometida com a perda de peso e, quando penso em extrapolar, ela me faz lembrar a tabela de pontos. Vi como é muito importante ter alguém do nosso lado que possa nos dar um incentivo a mais quando pensamos em desistir. E esse alguém pode ser uma amiga, uma vizinha engajada em perder peso, uma ajudante do lar, uma colega de trabalho ou um marido. Os sabotadores existem por toda a parte, e eu tento evitá-los ao máximo. Mas o melhor de tudo é ter minhas irmãs comigo. É ótimo quando ligamos uma para a outra para saber quais são as maiores dificuldades, como podemos nos ajudar. As dicas de Antônia de trocar o elevador pelas escadas, e os toques de Rebeca sobre algumas substituições que poderiam deixar os pratos com menos pontos — como a lasanha de abobrinha e ricota, por exemplo — são vitais para o meu plano de perder peso.

O ex-marido? Bem... essa é uma longa história. Foi maravilhoso perceber que agora ele me olha de outra maneira. Faz bem para o ego quando ele vem em casa buscar as crianças para passar o final de semana juntos e me olha com outros olhos (tentando disfarçar, claro). Foi muito difícil pedir a separação. Achei que pudesse colocar tudo a perder e entrar em novos episódios de compulsão, mas o que aconteceu foi justamente o contrário. Me livrar dele foi como me livrar de um peso morto. Foi como me livrar de parte dos 12 quilos adquiridos. Como me libertar de um passado que tinha ficado em ruínas, e nada mais tinha a ver com o novo estilo de vida que eu queria adotar. Com ele ao meu lado, eu me sentia diminuída, esperando aprovação o tempo todo — como se nada funcionasse se ele não consentisse. E a falta de sensibilidade dele com tudo o que estava acontecendo já tinha me decepcionado demais. Ser chamada de gorda, de preguiçosa, ser menosprezada na frente dos meus próprios filhos não me tirava só a autoridade diante das crianças, me tirava a autoridade diante da minha vida. E foi a gota d'água quando ele reclamou que estávamos chegando tarde, que estávamos só passeando... Chegou um dia em que tive que tomar uma atitude drástica. E ele jamais imaginava aquilo. Hoje, quase um ano depois, vejo como foi uma atitude acertada. Resgatei minha autoestima perdendo peso, e, à medida que eu me vejo admirada por olhares masculinos nas ruas, tenho vontade de me valorizar mais, de me cuidar mais. A velha Maria, com cabelos desgrenhados, ainda passeia por aí, mas com eles devidamente tingidos e penteados. A velha Maria, com aquelas roupas largas, não existe mais. Encontrei a costureira mais barateira da cidade, bem pertinho de casa, e reformei meu guarda-roupa inteiro. Agora mais justas, as roupas deixam o meu corpo mais aceitável e, por que não dizer, "atraente". A velha Maria (ó, velha Maria), que se arrastava da cozinha para a sala, já morreu — ela deu vida a uma mulher que dá valor ao tempo com os filhos e vive com eles o que devia ter vivido desde que parou de trabalhar. A nova Maria tem um ar de divorciada contente, que resgatou a vida que tinha ficado para trás por causa de um marido que a anulava. A Maria percebeu que não eram os filhos que a deixaram gorda — era o peso de um marido que acreditava que ela era um estorvo.

Ah, coitado — quem ri por último ri melhor.

Mas vamos falar sobre os desafios em perder peso — que é o que todo mundo quer saber. Acho que o maior deles foi me conscientizar de que era uma mudança que dependia de mim. No primeiro dia que fui ao endocrinologista, já comecei com aquele papo de que "minhas irmãs tinham me levado e que eu não achava realmente que o excesso de peso era um problema", e ele me respondeu que se o desejo de emagrecer não partisse de mim não haveria resultado algum. Tive ali o primeiro insight de que era uma responsabilidade única e exclusivamente minha. E ele não tinha me dado um cardápio — ele tinha me dado uma tabela com a pontuação de cada alimento. Ou seja: ele disse (para um gordo) "Coma o que você quiser, mas consulte a tabela antes". Era diferente de ele me passar um cardápio, eu seguir e não perder peso — eu teria a quem culpar se não emagrecesse. Mas não — eu tinha que escolher o que almoçar, o que jantar, o que comer nos finais de semana... Isso fez com que se criasse uma consciência de que, se extrapolasse os pontos, eu engordaria, e que o fracasso dependia da minha conduta. Apenas disso.

Era uma responsabilidade grande, e um tremendo desafio. Porque eu tinha uma meta. Tinha irmãs com metas (e irmãs extremamente competitivas, diga-se de passagem), fazendo o mesmo que eu. Se eu não emagrecesse, era como assinar um atestado de fracasso. Era assim que eu via. Com o tempo, passei a perceber que a tabela era um meio de reeducar as pessoas sobre o que elas escolhiam ingerir. Como um ser humano que se entupia de doces diariamente ia perder peso? Eu nem conseguia mantê-lo!... E não eram só os doces — era toda caloria extra que eu colocava até mesmo no molho da salada!

Foram anos de sofrimento até perceber que eu poderia ser mais feliz adquirindo bons hábitos, e sem me privar de nada. As dietas de sopa pareciam salas de filmes de tortura — uma semana com aquela mesma poção que só me trazia desconforto físico!

Depois da tortura, eu geralmente me esparramava na sala e ficava pensando em tudo aquilo que eu ia comer depois que acabasse a dieta. Esse era o exemplo clássico de como funcionava minha cabeça nessas situações.

E a tabela de pontos fugia disso. Nada se assemelhava a uma dieta. Se eu quisesse gastar meus pontos comendo só chocolate, eu podia fazê-lo — e por isso ela era tão interessante, porque deixava a opção na mão do paciente.

Depois que perdi esses 12 quilos, percebi que posso me manter assim ou perder ainda mais peso. Tudo depende de mim. Conheci uma vizinha que perdeu dez quilos com a tabela de pontos e nunca mais engordou. Perguntei a ela como era possível, e ela me disse que tinha os pontos na cabeça — que só de olhar para o alimento no supermercado já fazia substituições mais inteligentes. E não conseguia mais comer sem culpa, porque sabia o quanto de calorias estava ingerindo.

Era simples assim.

ANTÔNIA

No dia em que a minha saia rasgou, vi que aqueles oitenta quilos em 1,70m não estavam nada bons. Era deprimente que uma mulher com tanta atitude, tanto autocontrole (tudo bem, nem tanto assim), tanta sede de viver e que trabalhava tão ativamente fosse gorda. Não combinava comigo. Aliás, combinaria muito mais ser daquelas magras esquálidas que não se alimentam e fumam o dia todo. Mas eu era gordinha, quase obesa. E achava que não ingeria calorias para tanto.

Claro, o fator do estresse me pegou — e essa combinação perigosa de estresse com falta de rotina, avião, trabalho sem tempo para almoçar e aqueles drinques à noite era perfeita para que o fracasso se instalasse. Eu era gordinha. Hoje vejo as fotos e me acho monstruosa. Hoje vejo o tamanho dos braços, das coxas, e fico horrorizada. Como não tomei uma atitude antes?

Eu precisava de uma atitude acertada, que não fosse restringir carboidratos ou tomar diuréticos e laxantes. Uma atitude de gente grande — encarar o problema e chamá-lo para si. Foi o que o médico me fez perceber. Eu tinha um problema — dos grandes, se me permitem o trocadilho — porque, na verdade, meu pai tinha falecido precocemente por conta do mesmo problema — infarto causado por obesidade, problemas coronários, pressão alta... Ou seja, eu já tinha um fator para me preocupar e só dava corda para me enforcar, a cada ano que se passava.

O meu dia a dia antes era — na época — o típico dia de uma empresária bem-sucedida. Eu acreditava (ou melhor, tentava acreditar) que não existia nenhum problema aparente naquela rotina que excluía almoço e jantar e que me deixava com horários sem pé nem cabeça. Quando analisei a tabela de pontos, e o Dr. X me deu certeza de que eu podia segui-la sem medo, tive receio de que pudesse colocar tudo a perder. Perder peso sem fazer dieta parecia uma promessa insustentável. Mas perder peso com uma reeducação alimentar, que me transmitia informações seguras sobre os alimentos ingeridos, era aceitável.

Mudar exigia certo esforço. E, como toda mudança, tinha que começar de dentro. Eu poderia seguir a tabela de pontos, mas não poderia pensar como uma gordinha. E não tem como pensar como uma gordinha quando se substitui o sanduíche de mortadela e muçarela derretida pelo light de peru com queijo branco. Era uma questão de consciência, mesmo. Saber o número de pontos de cada alimento. Da maionese que acompanhava o sanduíche, dos molhos da incrível salada Caesar, das manteigas dos couverts, que vinham sempre com um saboroso pão recheado com calabresa... Me livrar do café da manhã gorduroso era relativamente fácil. Não comer pãezinhos, croissants, folhados recheados com tudo quanto é tipo de enlatados, até que era fácil. Não fazer refeições exageradas era fácil. O mais difícil — o maior desafio — era um happy hour sem exageros. Como eu consegui reverter esse hábito de sair do trabalho todo dia e evitar as porções que me enchiam de prazer? Das mandiocas fritas, das lulas à doré, da porção de azeitonas pretas, do chopinho que o garçom sempre me trazia de entrada, antes mesmo que eu pudesse abrir o cardápio e pedir minhas bruschettas de gorgonzola? Antes mesmo de eu cometer a primeira infração — que geralmente levava a todas as outras — por achar que tinha comido pouco durante o dia (o que na maioria das vezes não é verdade: quando se começa a contar os pontos, você percebe que cada meio aperitivo de queijinho com salsicha é perigosamente engordativo), eu literalmente metia o pé na jaca. Quando ia de caipirinha, tinha certeza de que só depois da terceira eu começaria a me sentir relaxada, após uma longa e exaustiva jornada de trabalho. Quando o eleito era o uísque (ó, meu inseparável amigo), eu não contava muito as doses e só tinha noção delas quando pagava a conta. E o vinho, ah, néctar dos deuses servido em garrafas mágicas, uma delas bastava — pelo menos quando eu estava sozinha.

O que consegui, com o passar do tempo, foi fracionar refeições e não chegar ao final do dia faminta e ansiosa. Uma das coisas que me ajudaram foi um programa de caminhadas após o trabalho. Era o que eu poderia fazer onde quer que estivesse. Aos poucos (depois de alguns meses) substituí a caminhada por um trote rápido, seguido de um cooper, até que finalmente tive coragem de começar uma corrida. E foi com a corrida que me encontrei. A corrida me deu coragem para iniciar uma verdadeira maratona contra o peso. Era evidente que correr me deixava mais calma, e que eu podia facilmente substituir o relaxamento pós-bebida pelo relaxamento pós-corrida. Era uma questão de estabelecer novos hábitos e persistir neles.

Inserindo a atividade física no meu dia a dia, eu já conseguia perceber os gramas indo embora. Mas tinha que lidar com a fome implacável que vinha depois do exercício. E tentar, de todas as formas, combatê-la com as mais diversas receitas. Em alguns dias, eu olhava a tabela e fazia vitaminas que me saciavam, mas logo as substituí por macarrão, puro e simples, ao qual incorporei molho natural. Vinham acompanhados dos pontos, mas eles cabiam no meu limite diário. Emagrecer comendo macarrão definitivamente foi uma das melhores coisas que me aconteceram nos últimos tempos. Emagrecer comendo o que eu pudesse foi um pequeno milagre. Nesses meses, mesmo dez quilos mais magra, comi sorvete, jantei em restaurantes italianos, comi pizzas e tive a satisfação de quem não está fazendo nenhum tipo de restrição alimentar.

Antes desse programa de pontos, eu imaginava que era um método interessante para quem queria perder pouco peso, ou mantê-lo. Jamais imaginei que pudesse mandar embora todos os quilos que me faziam mal. Todos os dez quilos que me incomodavam — desde o pé até o último fio de cabelo. As mudanças, claro, não foram apenas estéticas. Senti um ganho na saúde que não dá para mensurar. Me livrar daquele peso todo era mágico, principalmente porque ele me deixava insegura, algo que eu acabava compensando de outros modos. Talvez a bebida fosse uma das fugas, uma daquelas maneiras que eu encontrava de me anestesiar da vida que levava. Daquele medo da rejeição. Um ano se passou, e eu tenho que admitir que a minha vida mudou sob vários aspectos — primeiro, o emocional: a autoestima se elevou muito, e eu tive coragem de me expor mais, de conhecer mais pessoas, sem aquela vergonha habitual do meu corpo. Se antes eu só jantava à luz de velas, com tubinho preto e me esquecia de usar lingerie GG sem um apelo mais sexy, agora eu podia usar e abusar da modelagem que meu corpo adquirira. Dez quilos a menos fizeram com que eu mudasse meu guarda-roupa. Parei de esconder minhas formas, tentando enganar as pessoas, e embarquei nesse estilo de vida saudável que modificou a minha maneira de pensar. Eu penso em pontos. Sei o número de pontos que têm uma caipirinha e um copo de vinho branco. Sei o quanto estou me prejudicando quando bebo mais do que os meus pontos permitem; quando deixo de comer algo só para abusar no happy hour, é totalmente consciente. Não é uma fuga. E capricho na corrida para não deixar a peteca cair.

Mas vamos falar sobre aquilo que não pode ser visto, mas é reflexo do emagrecimento: perder peso, além de me fazer mais segura e confiante, me deixou em situações que me favoreceram. Num desses dias, comprando castanhas num empório de comidas orgânicas, acabei dando de cara com uma versão brasileira do Richard Gere. Minha primeira reação foi fingir que eu conseguia respirar enquanto escolhia o que comprar. Baixei os olhos, conferi mentalmente minha roupa e lembrei que estava com aquele suéter desabotoado na frente, que deixava meu colo à mostra. Foi questão de segundos para que ele me percebesse (talvez o fato de eu ter deixado cair a bandeja de castanhas ao pegar um punhado de soja tenha contribuído para isso), mas foi o que eu poderia chamar de intenso. Primeiro, porque aconteceu daquelas coisas que a gente só vê em filme — ele me ajudou a pegar a bandeja com as castanhas esparramadas no chão e nos abaixamos juntos sem desviar o olhar. Tive a nítida sensação de que ele me despia com os olhos, mas vamos deixar esse comentário para quando isso de fato aconteceu.

A questão era que eu tinha tanta segurança que consegui balbuciar um "Obrigada", seguido de uma piscadela, e aquele foi o ponto intermediário entre esperar um sorriso e imediatamente checar se a mão esquerda tinha algum tipo de defeito (alianças, por exemplo). Quando notei que ele não parecia comprometido, retribuí o sorriso, nos levantamos juntos e consegui respirar antes que ele me acompanhasse até o caixa, iniciando uma conversa quase despretensiosa, não fosse o fato de ele perguntar se eu morava na região, elogiar a minha preferência por orgânicos e comida saudável e perguntar se eu conhecia algum restaurante de comida natural na região, porque ele era novo no bairro (é, a sorte nos espera nos lugares mais improváveis). Em cada troca de palavras eu imaginava a antiga Antônia de oitenta quilos, que só entrava em adegas e lugares que vendiam aperitivos para acompanhar vinhos e cervejas.

O ponto crucial da conversa foi quando trocamos telefones para que ele pudesse anotar mais dicas quando estivesse em casa, porque era muito difícil viver sozinho num bairro onde não se conhece ninguém — foram as palavras dele. O "sozinho" ecoou nos meus ouvidos e me deixou vermelha. Era como se ele acabasse de me convidar para morar com ele (não sei bem se eu acreditei que ele tenha quase soletrado a palavra "sozinho" ou se meus ouvidos são seletivos a ponto de só escutar aquela palavra mágica). A verdade é que uma semana depois já íamos correr juntos no parque, com direito a uma parada na loja de sucos, e, pasmem, ele até conseguiu encontrar um restaurante com comida natural e vegetariana na região e me convidou para jantar lá, jurando que eles tinham uma caipirinha com lichia orgânica e gengibre que eu ia adorar. Ele se chamar Ricardo me deixou um pouco constrangida, já que não conseguia deixar de pensar no Richard Gere quando estávamos juntos, e não que eu fosse uma Julia Roberts, mas vivíamos cenas de filme quando tomávamos água de coco e ele me pegava pela cintura, fazendo com que eu sentisse arrepios pelo corpo. Se eu ainda estivesse ovulando, diria que engravidaria dele imediatamente só para perpetuar a espécie.

Mas vamos voltar aos pontos — quando encontrei o Dr. X, dei um sorriso extremamente grato, como se ele fosse responsável pela mudança na minha vida, por toda aquela reviravolta. Como se ele tivesse me dado o número do Ricardo e o colocado na minha cama. Por isso, quando me pesei no consultório, meu sorriso de satisfação acompanhava um orgulho indisfarçado, que fui descobrir que era um dos principais sintomas das ex-gordinhas que se deparavam com a balança.

Quem diria que não haveria sequer uma das três irmãs que se frustrasse com os resultados prometidos pelo Dr. X? Quem diria que seríamos magras novamente...

REBECA

Uau! Me pesar na balança do meu próprio consultório, onde eu via números tão absurdos das minhas pacientes no final da gestação, me deixou perplexa. Eu não me pesava havia alguns meses. Tinha medo de ter estacionado na tentativa de perder peso, apesar de perceber minhas calças bem mais largas e minhas camisas folgadas.

Mas, quando vi a marca de 68 quilos, confesso que quase pedi uma champanhe para comemorar. Não que eu fosse uma pessoa adepta de comemorações efusivas, ou que incluísse bebidas em eventos para ser socialmente aceitável, mas eu sabia que uma comemoração caía bem naquela ocasião. E ao contrariar o que imaginei a vida inteira, eu chorei. Chorei quando constatei que eu realmente era capaz de me livrar do peso extra. Chorei porque entendi que eu tinha coragem de mudar, apesar de ser uma pessoa que tinha ligado a vida no automático e tentado fingir que não existia raiva e frustração em não conseguir emagrecer com dietas convencionais, que me deixavam subindo pelas paredes de fome. Chorei de alegria, de uma felicidade abafada, como se eu dissesse para a maldita hereditariedade que eu era capaz de não nutrir aquele carma que minha família tinha me imposto antes que eu pudesse vir ao mundo.

Quis correr, quis ligar para Maria, para Antônia, quis decretar um dia de folga no meu consultório, mas não conseguia me mover. Eu só chorava e deixava que todo aquele peso morto que tinha ido embora fosse lavado com as águas das minhas lágrimas. Como se fosse um banho santo, interrompendo um círculo vicioso. Um ciclo de destruição que só me colocava às margens de uma lagoa com água parada.

Com aquelas lágrimas, a antiga Rebeca ia embora. Era como se eu me despedisse dela, lhe dissesse que podia ir, e que seus ensinamentos tinham sido valiosos. Era bom voltar a me preocupar comigo em outra esfera que não fosse a intelectual. Era bom pensar em fazer programas estéticos, em agendar massagens, em me matricular em uma academia sem ter vergonha de participar de uma aula. Sem dúvida era algo que antigamente não seria possível.

Quando chorei, me lembrei da minha mãe, de como ela duvidaria do sucesso das filhas, e de como tínhamos contado basicamente com a nossa própria força de vontade para ir adiante, para a conclusão daquela empreitada toda. Eram oito quilos, mas era como se eu tivesse derrotado um dragão com uma espada de fogo depois de oito filmes consecutivos sendo a vítima de todas as situações. Eu era vítima. Eu me sentia como vítima. Eu vestia aquela carapuça, aquela couraça de inacreditável comodismo perante algo que eu acreditava que podia solucionar de outras maneiras. Me lembro com vergonha do dia que fiz a dieta da proteína, do dia em que tirei os carboidratos da mesa, e de como me senti logo depois, como me senti ao perceber como era fácil recuperar os gramas perdidos depois de uma privação alimentar.

Ter 68 quilos me deixava em condições de sorrir. Coisa que eu não fazia antes para que ninguém me notasse atrás da máscara de médica. Como se médicos não sorrissem. Como se eu não admitisse ser a gordinha simpática e preferisse ser a insuportável e antissocial da turma. Com o passar dos meses, consegui me adaptar aos amigos recém-adquiridos que entravam no hospital para fazer residência. Um deles, aliás, tinha intenções claras quando me observava no café do hospital, e eu me deixava seduzir. Agora era mais fácil fazer isso. Sabia que as pessoas poderiam me cobiçar, que eu não era um monte de banha. Não. Eu não era imprestável antes de emagrecer, mas me sentia mal. Como mulher. Homens não se sentem assim, aposto. A gordura não afeta sua masculinidade. Mas mulheres sabem que dobrinhas em excesso só ficam bem em bebês.

Minha primeira aquisição quando me livrei daqueles quilos foi um biquíni. Como biquínis ficam bem em pessoas que não tem excesso de peso! Não que eu estivesse magra, modelo de passarela, mas eu estava de bem com o meu corpo. Estava novamente feliz com a possibilidade de me movimentar sem cansaço aparente, de subir escadas sem ficar sem fôlego, de comer sem culpa, porque carboidratos não eram proibidos.

Claro que dei um tempo nas frituras, nos cachorros-quentes, naquelas irresistíveis coxinhas da cantina. E, para isso, não precisei abrir mão do prazer que eu tinha em comer. Não precisei abrir mão do velho e bom ketchup que acompanhava meu cachorro-quente quase sagrado, do qual eu abri mão em todas as dietas que havia feito a vida inteira. Dessa vez eu podia comer cachorro-quente. Dessa vez eu podia pedir delivery, podia ter finais de semana normais, com direito a saídas regadas a sushi, sashimi e contagem de pontos devidamente anotada.

O que ganhei nesses meses foi uma enorme autoconfiança. Uma confiança da qual não me lembrava desde os tempos de vestibulanda de medicina. Desde que entrei naquele quarto para estudar, sendo massacrada pela minha mãe, dizendo que eu devia me dedicar caso quisesse ser "alguém na vida". Lembro vagamente de me sentir absolutamente insegura em relação ao futuro. De ter engordado sem nem perceber quando aquela crise começou, e de me ver monstruosa nas fotografias de fim de ano da equipe do hospital sem conseguir me reconhecer.

Perder oito quilos foi mais do que vencer a "luta contra a balança". Foi uma vitória incendiária contra um período obscuro da minha vida, durante o qual eu me escondi atrás de um jaleco, desdenhando das pessoas magras e acreditando que nunca seria esteticamente aceitável. Hoje me envergonho das inúmeras tentativas de dietas que não deram certo, e me orgulho de ter percebido, junto com as minhas irmãs, que o nosso problema tinha que ser encarado de frente, e que só uma bela conscientização poderia nos colocar nos eixos. Entender que havíamos herdado do nosso pai mais do que um simples par de olhos claros me fez perceber que dietas restritivas e radicais não adiantariam nada — que shakes mirabolantes, ervas milagrosas, massagens geniais, jejum forçado, diuréticos e laxantes eram apenas ilusões que nos faziam acreditar que perderíamos alguns quilos, quando na verdade perdíamos água, forças vitais e energia para o dia a dia, coisa que não aconteceu dessa vez.

Maria, Antônia e eu tivemos experiências de vida muito intensas enquanto nos dispusemos a mudar. Se não estivéssemos realmente comprometidas no nosso propósito, não teríamos encontrado forças para desafiar a nós mesmas.

Porque emagrecer é mais do que força de vontade. Deve haver vontade, acima de tudo, e consciência de que nada pode detê-la caso você decida que seu destino é se livrar dos quilos extras.

Nossa motivação inicial pode ter sido estética, mas os ganhos ultrapassaram as nossas expectativas. Autoestima é bom, mas perder peso extra quando se caminha para a obesidade é mais do que isso. É sentir que seu corpo flui, ganha vida, um motor, um gás, uma força que antes o deixava estacionado. É como abastecer e trocar o óleo de um carro sem combustível e sem óleo no motor. Dá vida nova. Você troca os alimentos. Aquele negócio que ouvíamos sempre, "Você é o que você come", é a mais pura verdade. Quem consegue nutrir um corpo comendo cachorro-quente todo dia? Quem consegue extrair saúde das células que só comem aquilo que não as fortalece? O resultado, além do cansaço, é a falta de energia constante, mesmo depois de ter comido. Reaprender a comer me fez um bem danado, além de ter me dado a oportunidade de perder oito quilos. Oito sofridos quilos que acumulei enquanto estudava para o vestibular de medicina.

O Dr. X nos abriu os olhos para as nossas tentativas ridículas de emagrecer e nos mostrou o caminho. Me sinto grata por isso. Talvez não tivéssemos conseguido se não seguíssemos o programa, ou se não acreditássemos que éramos capazes de dar essa reviravolta em nossas vidas.

E para tudo há sempre o primeiro passo.

O primeiro quilo.

Isso nos incentiva a continuar e nos mostra que aquele caminho pode ser longo — como o nosso, que durou aproximadamente um ano —, mas é um caminho sem volta, sem erro, e, principalmente, que traz no final mais do que um raio de esperança: traz uma imagem refletida no espelho que nos faz sorrir.

Com sorte, atrai alguns sorrisos também.

Meu peso:________ Minha cota diária de pontos:________

Tabela de pontos

Frituras: pontos × 3

Milanesa: pontos × 4

TEMPEROS

Alecrim	0
Alho	0
Canela	0
Cheiro-verde	0
Cominho	0
Curry	0
Gengibre	0
Hortelã	0
Louro	0
Mostarda (grão)	0
Noz-moscada	0
Pimenta	0
Raiz-forte	0
Sal	0
Salsão	0
Suco de limão	0
Tomilho	0
Vinagre	0

VERDURAS

Acelga	0
Agrião	0
Alface	0
Alga marinha	0
Almeirão	0
Chicória	0
Couve	0
Erva-doce	0

A DIETA QUE SEMPRE FUNCIONA | *Dr. Alfredo Halpern*

A

Escarola	0
Espinafre	0
Jiló	0
Maxixe	0
Mostarda	0
Nabo	0
Pepino	0
Pimentão	0
Rabanete	0
Repolho	0
Rúcula	0
Salsão	0
Taioba	0
Tomate	0

BEBIDAS

Água	0
Café	0
Chá	0
Limonada	0

LEGUMES

Abóbora	10
Abobrinha	10
Alcachofra	10
Aspargo	10
Beringela	10
Beterraba	10
Brócolis	10
Broto de bambu	10
Broto de feijão	10
Cebola	10
Cebolinha	10
Cenoura	10

Chuchu		10
Cogumelo		10
Couve-flor		10
Ervilha fresca		10
Palmito		10
Quiabo		10
Vagem		10

FRUTAS

Abacate	$^1/_4$ de unidade pequena	11
Abacaxi	1 rodela pequena	11
Abricó	2 unidades	11
Ameixa	2 unidades pequenas	11
Amora	1 pires (chá)	11
Banana-maçã	1 unidade	11
Banana-nanica	$^1/_2$ unidade	11
Banana-ouro	2 unidades	11
Banana-prata	1 unidade	11
Caju	2 unidades	11
Caqui	1 unidade	11
Carambola	1 unidade	11
Cereja	10 unidades	11
Damasco seco	4 unidades	11
Figo fresco	1 unidade	11
Framboesa	$^1/_2$ copo	11
Fruta-do-conde	$^1/_2$ unidade	11
Goiaba	1 unidade	11
Grapefruit	$^1/_2$ unidade	11
Jabuticaba	1 pires (chá)	11
Kiwi	1 unidade	11
Laranja	1 unidade	11
Lima-da-pérsia	1 unidade	11
Maçã	1 unidade	11
Mamão	1 fatia pequena	11

A DIETA QUE SEMPRE FUNCIONA | *Dr. Alfredo Halpern*

A

Manga	1 unidade	11
Maracujá	1 unidade	11
Melancia	1 fatia média	11
Melão	1 fatia média	11
Morango	10 unidades	11
Nectarina	1 unidade	11
Papaia	$^1/_4$ de unidade	11
Pera	1 unidade	11
Pêssego	1 unidade	11
Pitanga	1 xícara (chá)	11
Salada de frutas	$^1/_2$ porção	11
Tâmara	2 unidades	11
Tangerina	1 unidade	11
Uva	12 unidades	11
Uva-passa	1 colher (sopa)	11

GORDURAS

Manteiga	1 colher (chá) rasa	15
Margarina	1 colher (chá) rasa	15
Óleo	1 colher (chá) rasa	15
Azeite	1 colher (chá) rasa	15
Creme de leite	1 colher (sopa) rasa	15
Creme chantili	1 colher (sobremesa) rasa	15

GRÃOS E FARINÁCEOS

Arroz	2 colheres (sopa)	20
Aveia em flocos	1 colher (sopa)	20
Bardana	2 pedaços pequenos	20
Batata	1 unidade média	20
Batata-doce	1 unidade pequena	20
Creme de milho	1 colher (sopa)	20
Cuscuz	1 fatia média	20
Ervilha	4 colheres (sopa)	20
Farelo de aveia	1 colher (sopa)	20

Farelo de trigo	2 colheres (sopa)	20
Farinha de trigo	2 colheres (sopa)	20
Farofa	1 colher (sopa)	20
Fava	2 colheres (sopa)	20
Feijão	4 colheres (sopa) rasas	20
Feijão-branco	2 colheres (sopa)	20
Flocos de arroz	1 colher (sopa)	20
Flocos de milho	1 colher (sopa)	20
Fubá	1 colher (sopa)	20
Gergelim	1 colher (sobremesa)	20
Germe de trigo	1 colher (sopa)	20
Grão-de-bico	3 colheres (sopa)	20
Lentilha	4 colheres (sopa)	20
Macarrão cozido	1 xícara (chá)	20
Maisena	1 colher (sopa)	20
Mandioca	1 pedaço pequeno	20
Mandioquinha	3 pedaços pequenos	20
Matzá/ázimo	1 unidade	20
Milho verde	3 colheres (sopa)	20
Polenta assada	1 fatia pequena	20
Purê de batata	1 colher (sopa)	20
Risoto	$1\frac{1}{2}$ colher (sopa)	20
Cereal matinal de milho	1 colher (sopa)	20
Goma para tapioca	2 colheres (sopa) rasas	20
Trigo-sarraceno	$1\frac{1}{2}$ colher (sopa)	20

PÃES E BISCOITOS SALGADOS

Cream-cracker	3 unidades	20
Biscoito de água e sal	3 unidades	20
Broa de milho	$\frac{1}{3}$ de unidade	20
Croissant	$\frac{1}{3}$ de unidade	20
Pão de centeio	1 fatia	20
Pão comum	1 fatia	20
Pão de forma	1 fatia	20

Pão de glúten	1 fatia	20
Pão de hambúrguer	$^1/_3$ de unidade	20
Pão de cachorro-quente	$^1/_3$ de unidade	20
Pão de leite	1 fatia	20
Pão de queijo	1 unidade pequena	20
Pão francês	$^1/_2$ unidade	20
Pão integral	1 fatia	20
Pão italiano	1 fatia pequena	20
Pão sírio	1 unidade pequena	20
Torrada	1 unidade	20

CARNES

Almôndega	1 unidade média	25
Arenque defumado	1 porção pequena	25
Atum em conserva	1 colher (sopa)	25
Aves sem pele	1 porção pequena	25
Bacalhau	1 pires (café)	25
Cabrito	1 porção pequena	25
Camarão seco	1 colher (sopa)	25
Caranguejo	1 pires (chá)	25
Carne de soja	1 porção média	25
Carne magra de vaca	1 porção média	25
Carne moída	2 colheres (sopa)	25
Carne-seca	1 colher (sopa)	25
Coelho	1 porção pequena	25
Cordeiro	1 porção pequena	25
Fígado de boi	1 porção pequena	25
Hambúrguer	1 unidade	25
Lagosta	1 porção pequena	25
Língua	1 fatia fina	25
Linguiça	1 unidade	25
Lombo defumado	1 porção pequena	25
Lula	1 pires (chá)	25
Marisco	1 xícara (chá)	25

Miolo	1 porção pequena	25
Miúdos	1 porção pequena	25
Ostras/mexilhões	5 unidades médias	25
Ovo	1 unidade	25
Ovo de codorna	4 unidades	25
Peito de peru defumado	2 fatias finas	25
Peixe em conserva	1 colher (sopa)	25
Peixe fresco	1 porção média	25
Peixe salgado	1 porção pequena	25
Polvo	1 pires (chá)	25
Porco	$^1/_2$ porção pequena	25
Presunto	1 fatia fina	25
Quibe assado	1 fatia média	25
Quibe cru	1 porção média	25
Rã	1 pires (chá)	25
Rosbife	2 fatias finas	25
Salmão defumado	1 porção pequena	25
Salsicha	1 unidade	25
Sardinha em óleo	1 unidade	25
Sardinha em tomate	3 unidades	25
Sardinha fresca	5 unidades	25
Vieira	1 pires (chá)	25

QUEIJOS

Alouette natural	1 colher (sopa) rasa	25
Camembert	1 fatia pequena	25
Fondue	1 colher (sopa)	25
Gorgonzola	1 fatia pequena	25
Gruyère	1 fatia pequena	25
Minas	1 fatia média	25
Muçarela	1 fatia pequena	25
Muçarela de búfala	$^1/_2$ unidade	25
Parmesão	1 colher (sopa) rasa	25
Polenguinho	1 unidade	25

Prato	1 fatia pequena	25
Provolone	1 fatia pequena	25
Tofu	1 fatia grande	25
Requeijão	2 colheres (sobremesa)	25
Ricota	1 fatia grande	25
Roquefort	1 fatia pequena	25

LEITE E DERIVADOS

Coalhada seca	2 colheres (sopa)	42
Creme de leite	2 colheres (sopa)	42
Iogurte	1 copo = 200ml	42
Iogurte desnatado	2 copos = 400ml	42
Leite de soja	$^1/_2$ copo = 100ml	42
Leite integral	1 copo = 200ml	42
Leite integral em pó	$1^1/_2$ colher (sopa)	42
Leite desnatado	2 copos = 400ml	42

APERITIVOS E LANCHES

Amêndoa	1 unidade	5
Amendoim	1 colher (sopa)	45
Azeitona	1 unidade	5
Barra de cereais	1 unidade	28
Batata chips	80g	118
Batata frita	porção grande	110
Beirute	1 unidade	140
Biscoito de polvilho	50g	60
Castanha de caju	1 colher (sopa)	35
Caviar	4 colheres (chá)	25
Croquete	1 unidade pequena	10
Coxinha	1 unidade pequena	10
Empadinha	1 unidade pequena	10
Esfiha	1 unidade pequena	10
Folhado	1 unidade pequena	10
Hambúrguer	1 unidade	72

Misto-quente	1 unidade	90
Nozes	1/2 xícara (chá)	50
Pastel	1 unidade pequena	10
Patê de berinjela	1 colher (chá)	10
Patê de fígado	1 colher (chá)	15
Patê de galinha	1 colher (chá)	10
Pinhão cozido	1 xícara (chá)	40
Pistache	1/2 xícara (chá)	50
Quibe	1 unidade pequena	10
Sanduíche tipo americano	1 unidade	160
Tapioca	1 porção	90
Torresmo	1 colher (sopa)	30
Torta salgada	1 pedaço médio	50
Tremoço	1 xícara (chá)	55

BEBIDAS NORMAIS

Água de coco	200ml	10
Batida de frutas	100ml	60
Caldo de cana	200ml	45
Cerveja ou chope	200ml	24
Gim	1 dose	40
Licor	1 dose	50
Refrigerante	200ml	22
Suco de maçã	1 caixinha	25
Suco de vegetais	1 caixinha	15
Saquê	1 dose	40
Vermute	1 dose	40
Vinho	1 taça	35
Vodca	1 dose	40
Uísque	1 dose	40

LINHA DIET E LIGHT

Bala	1 unidade	2
Cappuccino	1 colher (chá)	5

Chocolate em pó	1 colher (chá)	10
Frozen yogurt	1 porção	17
Gelatina	1 taça	5
Geleia	1 colher (chá)	3
Groselha	2 colheres (sopa)	5
Iogurte	1 copo	18
Pudim	1 porção	20
Refresco	1 copo	5
Sorvete	1 bola	37
Picolé	1 unidade	12
Waffle	1 unidade	3

DOCES

Achocolatados	1 colher (sopa)	25
Açúcar	1 colher (sopa)	20
Açúcar mascavo	1 colher (sopa)	20
Alfajor	1 unidade	90
Arroz-doce	2 colheres (sopa)	35
Bala	1 unidade	6
Biscoito recheado	1 unidade	30
Bolachinha	3 unidades	25
Bolo simples	1 fatia	50
Bomba de creme	1 unidade	140
Brigadeiro	1 unidade	30
Canjica	2 colheres (sopa)	45
Chiclete	1 unidade	6
Chocolate	1 tablete pequeno	60
Coberturas	1 colher (sopa)	25
Cocada	1 unidade pequena	40
Coco ralado	1 colher (sopa)	15
Cookie	1 unidade	25
Doce de abóbora	1 colher (sopa)	35
Doce de leite	1 colher (sopa)	25
Fios de ovos	1 porção	70

Gelatina	1 taça	19
Goiabada	1 colher (sopa)	20
Leite de coco	$^1/_2$ copo	60
Maria-mole	1 unidade	40
Mel	1 colher (sopa)	17
Merengue	1 unidade	60
Musse de chocolate	1 taça	55
Paçoca	1 unidade	35
Pamonha	1 unidade	55
Panetone	1 fatia fina	35
Picolé com leite	1 unidade	40
Picolé de frutas	1 unidade	20
Pudim	1 fatia média	40
Sonho	1 unidade	100
Sorvete	1 bola	50
Suspiro	1 unidade pequena	25
Torta doce	1 fatia média	55

MASSAS

Canelone	1 unidade média	20
Capelete	$^1/_2$ xícara (chá)	20
Lasanha	1 fatia média	170
Nhoque	3 colheres (sopa)	20
Panqueca	1 unidade	70
Pizza	1 fatia média	70
Ravióli	$^1/_2$ xícara (chá)	20

PRATOS

Bife à parmegiana	1 porção	135
Estrogonofe	2 colheres (sopa)	55
Feijoada	2 colheres (sopa)	25
Homos	1 colher (sopa)	30
Kafta	1 espetinho	60
Sashimi	1 porção	25

Suflê de legumes	1 porção média	40
Suflê de queijo	1 porção média	60
Sushi	1 unidade	15
Vatapá	1 porção	35

MOLHOS

Bolonhesa	1 colher (sopa)	17
Branco	1 colher (sopa)	17
Ketchup	1 colher (sopa)	10
Inglês	1 colher (sopa)	7
Mostarda	1 colher (sopa)	7
Maionese	1 colher (sopa)	40
Camarão com catupiry	2 colheres (sopa)	50
Salada de maionese	1 colher (sopa)	55
Tabule, sem azeite	3 colheres (sopa)	20

SOPAS

Caldo de carne	1 concha	10
Caldo de galinha	1 concha	20
Canja, sem pele	1 concha	30
Consomê de carne	1 concha	5
Creme de aspargo	1 concha	30
Creme de cebola	1 concha	15
Creme de cogumelo	1 concha	30
Creme de ervilha	1 concha	35
Sopa de feijão-branco	1 concha	35
Sopa de vegetais, enlatada	1 concha	35

Editor responsável
Guilherme Vieira

Produção
Adriana Torres
Ana Carla Sousa
Thalita Ramalho

Produção editorial
Rachel Rimas

Revisão
Tatiane Leal Costa

Diagramação
Filigrana

Este livro foi impresso em abril de 2013, pela Edigráfica, para a Agir. A fonte usada no miolo é Janson Text LT Std corpo 12/18,3. O papel do miolo é offset 75g/m², e o da capa é cartão 250g/m².